健康从牙开始

——口腔护理常识篇

主 编 胡菁颖 严 红

副主编 马桂娟 张 琳 李毅萍 王长青

顾 问 韩永成 唐瞻贵 邓旭亮 徐明明 刘 峰

人民卫生出版社

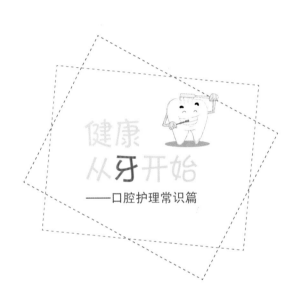

健康
从牙开始
——口腔护理常识篇

编著者名单

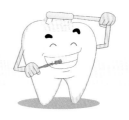

主　编　胡菁颖　严　红

副主编　马桂娟　张　琳　李毅萍　王长青

顾　问　韩永成　唐瞻贵　邓旭亮　徐明明　刘　峰

编　者　（以姓氏笔画为序）

马桂娟	王长青	王月红	尹　颖	刘　越
刘欧胜	严　红	李　莉	李　媛	李晓娟
李毅萍	谷铮铮	张　琳	张丽晓	陈永清
陈章群	罗　姜	赵艾艾	胡文武	胡菁颖
段金花	顾立群	陶戴曦	黄　聪	黄静远
谢长青	谢晓莉	缪芙芙	燕　飞	

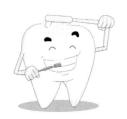

主编简介

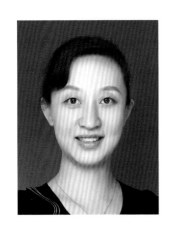

胡菁颖　北京大学口腔医院综合二科护士长。长期从事口腔护理管理、教学及临床工作，擅长全科综合诊疗的各项护理配合技术、四手操作技术、口腔健康咨询等工作，并长期担任国家继续教育课程授课教师、北京大学医学网络教育学院口腔护理专业授课及指导教师、北京大学口腔医院新上岗职工专业知识、四手操作技术、礼仪、沟通方面的培训教师等，有丰富的管理经验和临床教学经验。2011年、2012年和2014年多次赴美国、日本等国家学习进修。承担科技部、北京大学口腔医院等多项科研课题并获专利2项，发表核心论文数十篇；主编《健康，从牙开始——口腔护理常识篇》，参与编写《口腔门诊治疗材料护理技术》《实用口腔科学》《实用口腔护理技术》等书。先后荣获全国青年医师讲课比赛三等奖；北京市海淀区卫生系统"优秀护理管理工作者"荣誉称号；北京大学奥运工作先进个人；北京大学医学部、北京大学口腔医院优秀护士长。

主编简介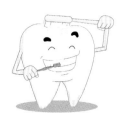

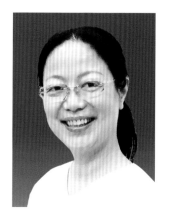

严红 北京大学口腔医院特诊科　主管护师
北京护理学会科普委员会委员

从事护士长工作 22 年,在口腔护理专业方面具有丰富的临床知识与教学经验,形成了具有自己特色的教学模式,其授课方法受到院内护理人员与各地学员的喜爱与推崇。承担"中华口腔医学会、北京大学医学网络教育学院口腔专业护士培训",国家级继续教育培训班、海淀区继续教育培训课、北京大学护理学院本科生专业课以及院级护理培训等多项授课任务。承担科技部、北京大学口腔医院科研项目 2 项,发表学术论文 15 篇(合作发表 SCI 文章 1 篇);参编《口腔门诊治疗材料护理技术》等专著 10 部,其中主编 1 部,副主编 2 部。

先后荣获北京市护理工作创新标兵;北京市海淀区卫生系统"优秀护理管理工作者"荣誉称号;北京大学医学部、北京大学口腔医院优秀护士长。

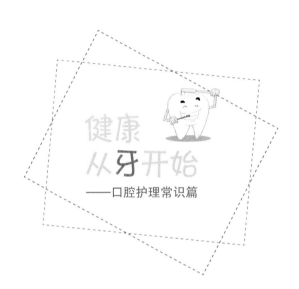

健康
从牙开始
——口腔护理常识篇

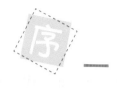 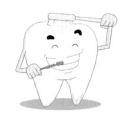

口腔健康是一个国家和民族文明程度的标志之一，随着人民生活水平的提高，我国居民的口腔健康意识有了明显的增强。但是，相对于我国的经济发展水平，我国居民的整体口腔健康水平与发达国家还有不小的距离，口腔保健知识不够普及，口腔保健行为有待改进，口腔健康教育任重道远。

针对上述问题，胡菁颖、严红两位护士长主编了《健康，从牙开始——口腔护理常识篇》，这本面对大众的口腔健康教育用书，以通俗易懂的方式深入浅出地介绍口腔健康维护及常见口腔疾病防治的方法及注意事项，不仅内容丰富，而且图文并茂，增加趣味性和可读性。2015年第1版问世后，受到读者的普遍欢迎。最近，两位主编在原有基础上进行修订，增加了不少新的内容。

习近平总书记在"科技三会"上强调，"科技创新、科学普及是实现创新发展的两翼，要把科学普及放在与科技创新同等重要的位置"。这本口腔健康教育的科普读物很好地践行了中央的号召，相信会对全民的口腔健康教育提供好教材，对我国的口腔健康整体水平的提高产生积极的推动作用。

中华口腔医学会会长

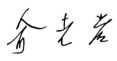

2016年10月

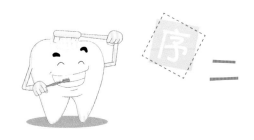

序二

　　韶山是伟大领袖毛主席的故乡，是中国人民心目中红太阳升起的地方。随着国家改革开放的伟大历史进程，韶山人民的生活水平得到极大提高，韶山人民的口腔健康也理应引起各级政府和全国口腔医学工作者的极大关注。现代医学科学的大量研究已经证实，口腔疾病与一系列重大的致命性的系统性全身疾病之间有着非常密切的关系，正应了中国老百姓的一句俗语"病从口入"，因此关注老百姓的口腔健康就是关注老百姓的全身健康。

　　此次由湖南省科技厅、卫生厅、财政厅大力支持，北京大学口腔医院、首都医科大学附属北京口腔医院、韶山市人民医院、中南大学湘雅口腔医院、湘雅二院以及三诺生物传感有限公司的共同参与推动的"韶山地区口腔疾病免费早期诊疗活动"正式启动，无疑是造福韶山地区老百姓的一件好事、喜事！我谨代表中华口腔医学会以及全国口腔医学工作者对这一活动的开展表示衷心祝贺！并愿尽己所能提供帮助与支持！

　　在启动这一活动的过程中，北京大学口腔医院的同事们为了在韶山地区更好地开展大众口腔健康教育，普及口腔保健知识，促进老百姓口腔保健意识的提高，掌握基本的口腔保健知识，编写了这本口腔科普宣传的图书：《健康从牙开始——口腔护理常识篇》。这是一本针对韶山地区居民常见口腔疾病如何进行口腔保健的科普读物，凝结了口腔医学工作者多年口腔健康宣教的经验和智慧，它图文并茂，通俗易懂，将为"韶山地区口腔疾病免费早期诊疗活动"的开展提供有力帮助。这本小册子分为"口腔保健篇、儿童口腔篇、龋齿预防篇、口腔正畸篇、牙周篇、颌面外科篇、黏膜病篇、种植修复篇"等章节，涵

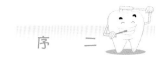

盖了普通人、孕妇、儿童及老年人等各类人群的口腔保健内容，综合了口腔医学各个专业的大量信息。针对韶山地区龋病发病率高，一些人有咀嚼槟榔的习惯，容易引发口腔黏膜病变等都有专门的描述。我相信阅读这本图书的大众一定会从中受益。

让我们在各级政府的领导、关心、支持下，一起努力，为中国老百姓口腔健康水平的提高贡献力量，为实现中华民族复兴的伟大中国梦共同奋斗！

中华口腔医学会名誉会长

王兴

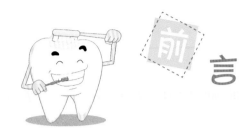

前言

口腔健康是全身健康的重要组成部分。1989年世界卫生组织提出人体健康十大标准,并将口腔健康列为其中之一,并将其定义为:"牙齿清洁、无龋齿、不疼痛、牙龈颜色正常、无出血现象"。

不良的口腔健康状况不仅会影响咀嚼、消化和发音等功能,还会影响一个人的社会交往和生活质量,甚至可导致或加剧某些全身性疾病。虽然人们的自我保健意识在不断增强,但是,作为口腔专科医护人员,我们很遗憾地看到,由于缺乏正确的口腔保健知识,没有养成很好的口腔卫生习惯,仍有相当多的人对口腔保健的认识不足,我国真正口腔健康的民众所占的比例实在有限。而治疗口腔疾病,不仅过程复杂,还需要花费大量的时间和费用,给很多人带来无谓的时间耗费与较沉重的经济负担。

基于此,我们召集相关护理骨干,将临床工作多年总结下来的口腔健康宣教经验以科普读物的形式呈现给大众,《健康,从牙开始——口腔护理常识篇》一书于2015年8月正式出版。未曾想,本书好评如潮,它的专业性、权威性得到了业内人士的高度认可,图文并茂、浅显易懂的形式也得到了广大受众的热烈欢迎。应广大受众的要求,我们在第1版的基础上新增牙齿美白、夜奶、全麻下儿科治疗等新近关注度比较高的内容,仍以口腔预防保健与治疗为主线,分为"口腔保健篇、儿童口腔篇、龋齿预防篇、口腔正畸篇、牙周篇、颌面外科篇、黏膜病篇、种植修复篇"等章节,基本涵盖了普通人、孕妇、儿童及老年人等各类人群的口腔保健内容,综合了口腔医学修复、正畸、儿童牙科、种植、牙周、黏膜病、外科与颞下颌关节病等各个专业相关信息。

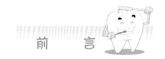

感谢国家科技惠民计划给了我们更多服务百姓的机会,感谢湖南省科技厅、卫生厅、财政厅的大力支持,感谢北京大学口腔医院、首都医科大学附属北京口腔医院、韶山市人民医院、中南大学湘雅口腔医院、湘雅二院以及三诺生物传感有限公司的共同参与。

希望本书的再版能为"韶山地区口腔疾病免费早期诊疗活动"的继续开展提供有力帮助,更为广大百姓提供专业引导,为他们自我口腔维护保健带去福音!

胡菁颖　严　红

2016.8

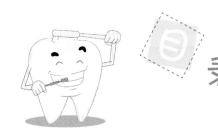

目录

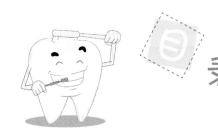

口腔保健篇

儿童口腔篇

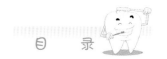

龋齿预防篇

口腔正畸篇

牙周篇

颌面外科篇

黏膜病篇

种植修复篇

口腔保健篇

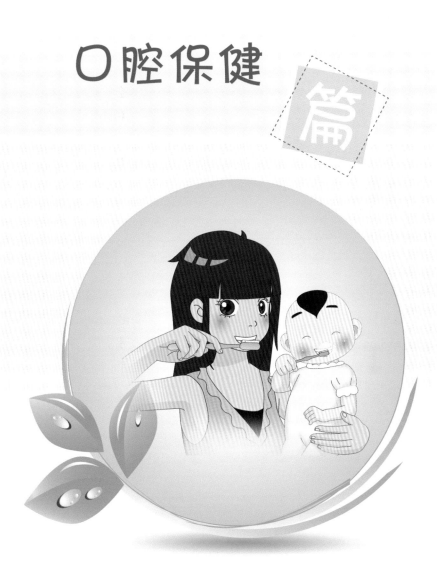

怎样选择一把适合您的牙刷

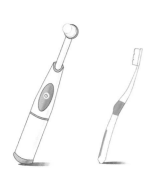

保持口腔清洁,毋庸置疑,牙刷是必不可少的清洁工具。它不仅可以有效去除牙面上的食物残渣和菌斑,还有按摩牙龈的作用。所以,选择一把合适的牙刷就显得格外重要了。可现如今,我们在市场上见到的牙刷种类数不胜数,让人眼花缭乱。选择得好,可以促进口腔健康,相反,选择得不好,则不利于口腔健康。那么,究竟哪种牙刷最适合自己呢?接下来,我们从刷头的大小、刷毛的软硬、磨毛的处理来了解一下。

刷头要小

买牙刷时,首先看刷头大小。刷头长度以能覆盖两颗磨牙为宜,这样我们才能保证它在口腔中能灵活转动,刷到每个牙面,并且可以刷到最后一颗牙的最里面。

刷毛的软硬

刷毛要选择软硬适中或稍软的。用手触摸刷毛端面,没有锋利、毛刺等感觉为宜。因为,过软的刷毛起不到口腔清洁的作用,过硬的刷毛则会损伤牙齿和牙龈。

刷毛的顶端

每根刷毛的顶部出厂前应该经过处理,磨成圆钝状,以减少对牙龈和牙齿的刺激和磨损。

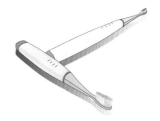

管理好牙齿,首先管理好牙刷

牙刷放哪儿?

首先牙刷要单独放置,不要和他人的牙刷混放。刷牙后用清水冲洗干净并甩干,刷头朝上放入口杯中,尽可能放置在有阳光并且干燥通风的地方,最好不要靠近便器,因为冲洗便器时产生的气溶胶容易污染牙刷。

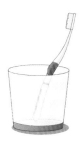

什么情况下要更换牙刷?

提示牙刷更换的标准是:刷毛出现卷曲或刷毛根部积存不易清除的污垢,此时应该及时更换。

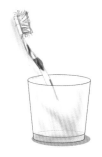

怎么保护牙刷?

不要与他人共用一把牙刷,不要用开水或高温、高压煮沸消毒。

人们常在冲洗牙刷后就收起来,但那最容易让牙刷被细菌污染。尤其在夏季,如果不让牙刷干燥就套上塑料套或收起来,会增加细菌污染的机会。

养成妥善保管牙刷的习惯,将会免受细菌和龋齿的困扰。

正确的刷牙方法

您会刷牙吗?

虽然大家知道刷牙的重要性,但还是有一部分人因刷牙方法不正确而引起其他疾病,还有人会说,找每天早晚及饭后都认真刷牙,牙齿怎么会不健康呢?

那么,您真的会刷牙吗?

刷牙方法——水平颤动法(BASS 刷牙法)

(1)将牙刷的刷毛指向牙龈方向,并与牙齿长轴呈 45° 角,轻轻加压,使一部分刷毛尖进入牙龈沟。

(2)牙刷前后水平颤动 6~8 次,水平移动 2~3 毫米(或相当于半颗牙齿的宽度)为宜,在牙刷前后水平颤动过程中刷毛尖始终不能离开牙龈沟。

(3)上面的牙由上向下刷。

(4)下面的牙由下向上刷。

(5)牙齿里面和外面的刷牙方法一样。刷上、下前牙的内面时,将牙刷竖放在牙齿内面,使刷毛垂直进入牙龈沟。

(6)刷牙齿的咬合面时,稍用力水平来回刷。

(7)别忘了刷最后一颗牙齿的远中面,也就是挨着腮帮子的那一面。

(8)最后,还要刷刷舌头哦。

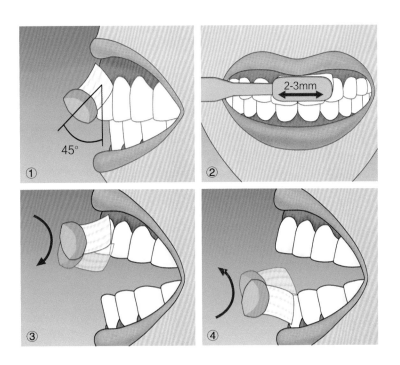

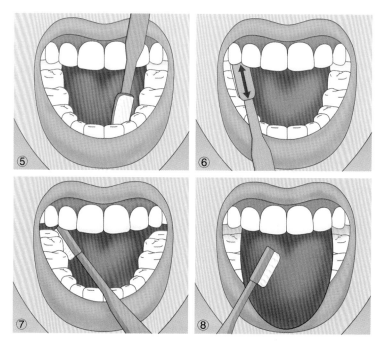

晚上刷牙更重要

"每天刷牙至少两次"已经是深入人心的口号,那哪次刷牙更为重要呢?想必有人认为"一日之计在于晨",早上刷完牙后神清气爽,是新的一天的开始;其实不然,晚上刷牙更为重要。有什么理由呢?难道只是让自己睡觉的时候更安心吗?看看我们的答案吧!

临睡前刷牙最重要。因为,睡着后口腔内的唾液分泌减少,随着唾液分泌的减少,口腔内细菌繁殖的速度加快。大多数人都是闭口睡觉,整个口腔处于较为封闭的环境。在缺氧环境中,有害菌更容易滋生繁殖。加之食物残渣存留口中所需要的酵解时间是 6~8 个小时,刚好也和晚上睡觉的时间相吻合,这也给细菌繁殖创造了

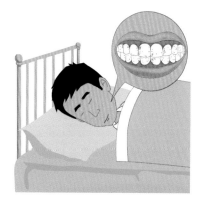

条件。

受以上因素影响,如果晚上睡觉前不刷牙,没有把食物残渣和细菌尽力清除,有害细菌的数量就会大大增加,使牙齿遭受腐蚀,久而久之,就可能引发龋病。所以,在临睡前刷牙,把停留在口腔内牙面上的食物碎屑刷干净,并且保证刷完后不再吃任何东西,可以维护一夜的口腔卫生。这样,不仅能保护牙齿,还能预防牙病。

所以说,晚上刷牙更为重要。

牙刷应特别"留恋"的部位

我们已经了解了刷牙的重要性,刷牙的时间、次数以及何时刷牙,并且已经熟知正确的刷牙方法,那么我们是否也了解哪些部位是刷牙时需特别注重的呢?

如果我们的牙齿排列整齐有序,表面光滑平坦,那么,显而易见,刷牙是一件很简单的事。可实际情况却不是这样的。我们的牙齿形态不一,且每个面都有一定的弧度,不平坦。如果再加上牙齿拥挤、牙齿不齐,那么就极容易导致食物嵌塞,若再不注意清洁,久而久之形成牙石,则更增加了刷牙的难度。

那么,接下来,我们来了解一下平时刷牙比较容易忽略的、需特别注意重点刷的部位。

牙齿与牙龈交界的地方　这个部位刷不干净,就容易导致牙齿颈部的"虫牙"及牙龈发炎,甚至红肿出血。所以,刷牙时我们要将牙刷的刷毛放置于牙齿与牙龈的交界处,这也是最容易积存食物残渣的地方,并与牙齿呈45°角,轻轻加压,使一部分刷毛尖进入牙龈沟,牙刷前后水平颤动6~8次,将食物残渣带出来。

两颗牙齿相邻的面,也就是牙缝间隙　这个部位清洁不干净,容易导致两颗牙齿相邻的面发生"虫牙"及牙周病。清洁邻间隙,除了常规的刷牙以外,还应使用牙缝刷或牙线等。

后牙咬合面　由于后牙的咬合面形态不规则,表面有许多的窝沟裂隙,所以在我们吃完食物以后就容易积攒很多食物残渣及软垢,如不及时清洁,则会

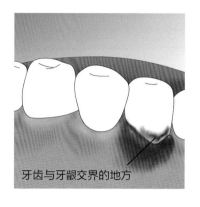

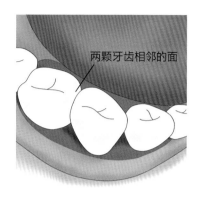

两颗牙齿相邻的面

牙齿与牙龈交界的地方

形成龋齿,也就是老百姓说的"虫牙"。

最后一颗牙的最里面 这个地方不容易刷到并且容易被忽略,清洁不到位也容易形成"虫牙"及牙周病。

修复体边缘 如牙冠等修复体边缘清洁不干净,轻则影响修复体,重则导致自身的天然牙被损坏,不得不做进一步的治疗甚至牙齿拔除。

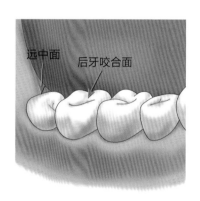

远中面　后牙咬合面

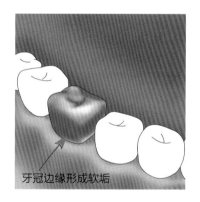

牙冠边缘形成软垢

牙齿护理很重要,刷牙不能代替洗牙

有人说:"我每天都刷牙,而且刷的很干净,所以,就不用洗牙了"。这个观念是错误的。因为,我们每天在吃各种食物时,一部分食物碎屑会停留在口腔内的各个部位,如不及时刷牙或漱口,停留在牙齿表面的食物残渣就会滋生细菌,久而久之,形成牙菌斑及牙石。即使我们每天都刷牙,进食后及时漱口,也不能保证面面俱到。使用牙线、牙缝刷等辅助工具,也不可能将细菌全部刷洗干净,依旧会有细菌残留,当细菌和软垢长时间堆积,长此以往就会形成非常坚固的牙石。就像我们生活中烧开水的开水壶,如不及时清洁,久而久之就会形成厚厚的水

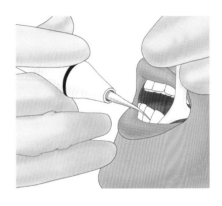

垢。而这些坚固的牙石单靠刷牙是清洁不了的,如不及时清洁还可引起很多的口腔问题,牙石是引发牙周病的主要原因。所以,这个时候,我们就要找专业的医生来洗牙了。

因此,刷牙不能代替洗牙。我们应该每半年到一年去医院做一次口腔检查,如果积存了牙石,就应该及时洗牙。

清洁牙缝残留物——金线银线,不如小小的牙线

刷牙主要是清除牙齿表面可见的"污垢",而牙缝是藏污纳垢的好地方,刷牙却并不能保证将卡在牙缝里的食物清理出来,这时候小小的牙线就发挥大作用啦。大家通过图示一起学习,将小小的牙线灵活掌控在我们的纤纤手指上吧。

①从牙线盒里拉取出一段约35~45厘米长的牙线;②将线头两端分别在两手的食指第一节上绕2~3圈,两食指间的距离约5厘米;③用拇指和(或)中指支撑着将牙线拉直;④引导牙线沿牙齿侧面缓和地滑进牙缝内;⑤将牙线贴紧牙齿的邻接牙面并使其成为C形,以增加接触面积;⑥清洁完牙缝的一面后,再清洁同一牙缝的另一面;⑦上下左右缓和地刮动,清洁牙齿的表面、侧面及牙龈深处的牙缝;⑧清洁左上后牙时,左手拇指和右手食指牵拉牙线,进入两颗牙之间的牙缝,拇指在颊侧协助拉开面颊软组织;⑨清洁右上后牙时,右手拇指和左手食指牵拉牙线,进入两颗牙之间的牙缝,拇指在颊侧协助拉开面

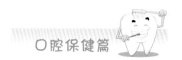
颊软组织;⑩清洁下牙时,两手中指牵拉牙线,进入两颗牙之间的牙缝;⑪直至牙缝中食物残渣、牙菌斑及软垢随牙线的移动被带出为止。

用同样的方法,逐个将全口牙齿的邻面刮净,并漱去刮下的食物残渣、牙菌斑及软牙垢。始终确保进入牙缝的牙线是清洁的,所以要经常移动牙线在手指上的缠绕位置,使用不同节段的牙线。

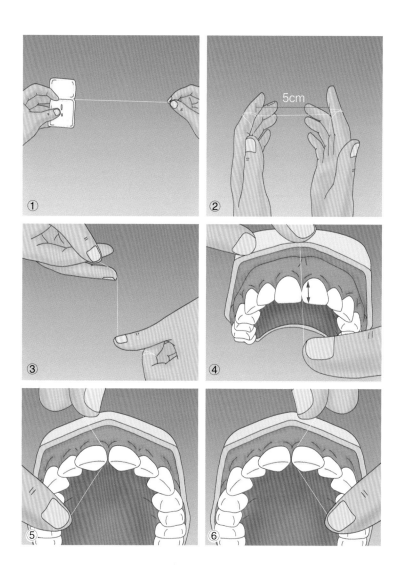

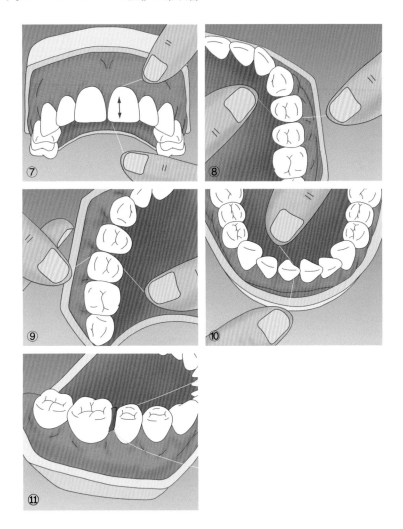

牙线悄悄告诉你

　　小小的牙线，包含着大大的学问。如果在使用牙线的过程中出现了这些问题，警报就要拉响啦。

　　新手上路，力度、角度难免控制不佳，前几天也许会感到牙龈疼痛甚至出血，参照我们的牙线使用方法坚持下去，兼之刷牙、漱口，一般会好转。过了几天，用牙线时如果还是牙龈出血，那就说明有炎症了，需要去医院系统检查，去

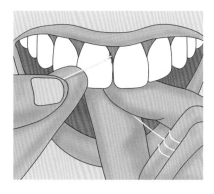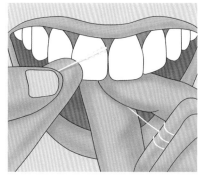

洗洗牙了。

　　牙齿就像齿轮一样，不但上下牙齿咬合紧密，彼此之间也紧紧地靠在一起。牙齿相邻的面称为邻面，这里的菌斑靠刷牙是刷不到的，要想清洁它，就得需要牙线的帮助了。你的牙线上没有菜叶，不代表你的牙齿上没有作怪的细菌。正常来说，使用牙线的时候是不应该疼的，如果感到疼了，就更应该坚持使用牙线了。如果牙线卡在牙缝里，或者牙线不能顺利抽出，有"断丝"现象，说明牙齿可能有蛀牙或者不良修复体或者牙石，这时候也需要去看牙医了。

 玩转牙签

适用人群

　　中老年人或患有牙周病的人群，由于牙床萎缩、牙根暴露等原因，牙间隙普遍较大。在这些暴露的牙间隙区，特别容易形成食物嵌塞。

如何选择牙签

　　首先，我们必须选择经过严格消毒的产品，不能贪图方便用不干净的小木签、大头针或者小铁丝代替，以免引起牙龈的损伤或感染，得不偿失。好的牙签应该质地较硬，不易折断，表面光滑，没有毛刺。横

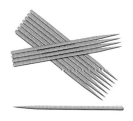

断面为扁圆形或三角形,材质通常是木质或者竹质。

使用方法

使用时,将牙签尖端朝向牙齿咬合面,牙签柄轻轻接触牙齿间隙的牙龈处,之后用牙签侧缘刮净牙面。如有食物纤维嵌塞,可做拉锯动作,需要注意的是每次剔牙后,一定不要忘记用流动的水清洗牙签,再清洁下一个牙缝。使用时应特别注意不可过快过猛,以免引起牙龈损伤。

锦上添花的漱口水

以往认为,早晚刷牙就可达到口腔卫生标准,可就新理念来讲却远远不够。除了牙刷、牙线和牙间隙刷等清洁牙齿的机械手段,漱口水这种化学控制菌斑的方式也越来越多地受到人们的青睐。

漱口水的好处

方便 清洁口腔像洗手一样必要,但随时随地拿出牙膏、牙刷却又不现实,尤其旅行途中,缺水是常有的事情,备瓶漱口水,一漱了之,暂解燃眉之急。

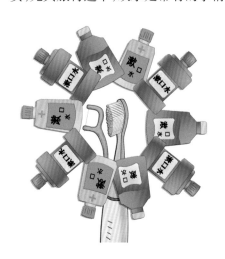

抑菌 漱口水可以将口腔内的食物残渣冲出来,减少口腔内致病菌滋生,保护牙齿。

清新口气 在一些场合进餐时,含有葱、蒜等重口味的美食使你"欲罢不能"却不敢尽情享用? 不是没有办法,备一瓶您口味的漱口水,只需去趟洗手间,马上口齿清新,让您尽可大饱口福。

特殊人群的福音 漱口水还是牙

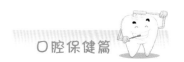

齿脱落的老人、不会刷牙的孩子、不能忍受刷牙的孕妇、口腔术后患者等人群口腔卫生保障的不错选择。

漱口水的选择

漱口水分为保健性和治疗性两大类。保健性就是市面上能买到的"非处方"漱口水,一般口感比较舒适,主要成分是口腔清新剂,用于去除口臭。因此使用时无需特殊指导,使用人群也无限制。

但治疗性漱口水含有洗必泰、复合碘剂等消炎、杀菌的药物成分,是不可以随便使用的。这种类型的漱口水可以预防和控制牙周组织炎症,所以用于牙周病、口腔黏膜病的辅助性治疗。长期使用洗必泰也易使牙齿及口腔黏膜表面着色,使味蕾的味觉功能降低,并抑制唾液的分泌,造成口干、灼痛等不适症状。因此药物性漱口水需要在医生的指导下有选择、分时段地使用,不能自行长期使用。

何时用?

进食后最佳

如何用?

鼓漱,使劲"咕噜咕噜",配合舌头把嘴里各个角落舔一遍,喉咙处也可以清一清,时间一般不低于30秒,然后吐掉。

使用注意事项

1. 治疗性漱口水,不宜像牙膏一样每天使用,以免引起口腔菌群失调或其他副作用。

2. 儿童慎用,特别是尚不能控制吞咽动作的幼儿,以免误吞。如有需要可在家长或专业人士的指导下使用。

3. 漱口不能代替刷牙:有些人为了便利,干脆放弃刷牙,只用漱口水漱口,这种做法是不正确的。漱口只能除去口腔内的食物残渣和部分软垢,但无法除去牙菌斑。刷牙的过程,是靠牙刷的物理摩擦除去牙菌斑的过程,而漱口无法达到这种效果,因此必须要刷牙,漱口绝不能代替刷牙,它只是锦上添花。

按摩牙龈加叩齿,保障牙齿顶呱呱

刷牙、使用牙线和牙签都是牙齿保健的方法,如何更好地保护牙周组织呢? 牙龈按摩就是一种方法。经常对牙龈进行适当的按摩,可以增强牙龈角化,促进局部血液循环,改善组织代谢,从而提高牙龈组织对外界刺激的防护能力。如何做呢?

首先,正确的刷牙本身就是一种最好的方法,我们前面已经介绍了。

其次,适度地咀嚼粗糙的食物和富含纤维素的食物,对牙龈组织会产生适当的刺激,对牙龈也会起到好的按摩作用。

此外,可以用手指按摩法。手指按摩法分为口外和口内按摩。口外按摩一般是用右手食指放在与牙龈相应的面部皮肤上,按一定顺序,作局部小圆形旋转移动,然后漱口。口内按摩时先将食指洗净,然后将食指放入口内,从牙根尖的龈表面,向牙龈边缘方向按摩,每个区域按摩 2~3 分钟,然后在每个区域的水平方向上按摩 2~3 分钟。每个牙龈区要反复按摩数次,按摩后立即漱口。

叩齿也是一种牙龈保健的方法,可以增强牙周组织的抗病能力与咀嚼能力。具体做法是:双目虚闭,保持情绪稳定,轻叩上下牙齿,先叩后牙,再叩前牙,每天叩齿 36 次即可。

八种迹象表明,你该拜访牙医啦

牙齿敏感 牙齿敏感不是一种独立的疾病,往往是各种牙齿疾病共有的一种表现。当牙齿遭遇温度(冷、热)、化学物质(酸、甜)或者机械作用(刷牙、咬硬物等),突然产生异常酸痛的感觉,刺激去除后,症状立即消失。其发作特点为发作迅速、疼痛尖锐、时间短暂,发病的高峰年龄在 40 岁左右。患者往往会在讲话、吹到冷风或者吃东西时不小心咬到牙齿的某一点而引发疼痛,过一会儿就会缓解。凡是会导致牙齿表面釉质完整性遭到破坏,如磨耗(经常咬硬物及夜磨牙)、外伤引起的牙折断、长期刷牙不当引起的牙颈部楔状缺损、龋齿以及牙龈萎缩导致牙根暴露等都可能是导致牙齿敏感的"罪魁祸首"。

牙面有黑点　牙齿表面有黑褐色改变,或有失去光泽的白垩色斑点,或两牙相邻处有变暗的黑晕,这些都是虫牙的早期表现,需尽早治疗,以免牙洞越来越大,伤害到牙神经。

牙齿疼痛　疼痛可分为多种情况。①红肿性牙痛:俗称风火牙痛,痛点主要为牙龈,连张口都困难。②蛀牙引起的牙痛:牙齿在接触糖、蛋、奶和冷、热刺激时表现出异常敏感,发作起来钻骨的痛,就是俗语中讲的"牙疼不是病,疼起来要人命"。③敏感性牙痛:牙齿长期肩负咀嚼食物的功能,最外面的釉质被磨耗,第二层牙本质暴露,牙本质中有神经末梢,受到冷热或者机械刺激时,就可感到酸痛。

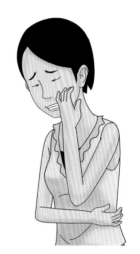

食物嵌塞　每个人都有塞牙的经历,但是因此去就医的人却很少。食物嵌塞可以分为两种方式:①食物从咬合垂直方向嵌入牙缝;②唇、颊和舌的压力把食物水平压向牙缝。食物嵌塞的患者会有两牙间发胀、隐痛、牙龈出血、口臭等症状。塞牙也是很多疾病的征兆,如虫牙、牙齿过度磨耗、牙齿错位、牙周炎等。

牙龈出血　牙龈出血是口腔科常见的症状之一,是指牙龈自发性的或者由于轻微刺激引起的少量流血。轻者表现为仅在吮吸、刷牙、咀嚼较硬食物时唾液中带有血丝。重者在牙龈受到轻微刺激时即出血较多,如刷牙出血、进食出血、自发出血,与此同时,牙龈颜色可能呈现鲜红色或暗红色,质地变得松软肿胀,可能伴有退缩的现象。这些一般为牙周炎的表现,可根据牙医的建议,选择洗牙及其他后续治疗。

牙齿不齐　又称错𬌗畸形,是指儿童在生长发育过程中由于先天因素或者环境影响,如疾病、口腔不良习惯、换牙异常等导致的牙齿、颌骨及颅面的畸形。通常表现为牙齿拥挤、牙列疏松、龅牙、"地包天"等,可引起咀嚼及发音困难,妨碍面部美观,严重者对其身心健康也会造成负面影响。

智齿　智齿指由一侧门牙向里数第八颗牙,即第三磨牙。这四颗第三磨

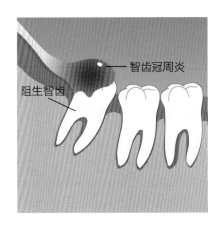

牙一般在 20 岁左右开始萌出,此时的人生理、心理发育接近成熟,于是被看作是"智慧到来"的象征,故称它为"智齿"。有的人 20 岁之前生长,有的人 40 多岁才长,有的人终身不长,这都是正常的。如果智齿长到一半就不再长,这种情况就称为智齿阻生。大多数智齿是前倾阻生的,约呈 45°角顶在第二磨牙上,从而形成一个夹角,容易食物嵌塞,久而久之造成龋齿,甚至牙髓炎,就算没那么严重也会影响第二磨牙的寿命,所以建议尽早拔除。长智齿后最常见的症状是"冠周炎",轻度可表现为胀痛不适,当咀嚼、吞咽、张口活动时疼痛加剧,如病情加重,疼痛可放射至头部,压迫牙龈时可有脓液溢出。

缺牙 患者缺单颗或多颗牙,医生一般都建议在一定时间范围内进行修复。不然不止影响美观、吃饭、说话会受影响,缺牙两侧的牙齿还会向中间倾斜,相对的牙也会越长越长,造成牙齿排列不齐和咀嚼功能的紊乱。

牙齿为什么这么黄

牙齿变黄变黑,不仅影响美观,更会破坏心境。今天我们就一起来探究一下,我们的牙齿到底怎么了?怎样才能拥有明星般的一口皓齿!

造成牙齿着色原因有许多,简单可区分为内源性着色和外源性着色。

内源性着色 内源性着色是在牙齿发育过程中形成的。原因是多种多样的:①遗传性的牙齿变色,也就是说,你的爸爸妈妈可以遗传黄牙齿给你;②增

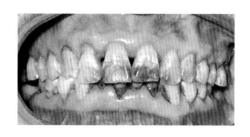

龄性变色,随着年纪增大,牙齿自然会变得比较黄一些;③药品导致的染色,如四环素牙;④口腔疾病,如死髓牙、有地区性特色的氟斑牙。

外源性着色 外源性着色是由外来色素或口腔中的细菌产生的色素沉积在牙面上造成的:①饮食中的色素沉积,如咖啡、红酒、茶、酱汁、香烟、浆果等;②药物作用,长期服用氯己定或用高锰酸钾溶液漱口等也会造成牙齿着色;③职业性接触某些矿物质,如铁、硫、铜、镍等,会造成牙面出现褐色或绿色沉着;④其他因素,如唾液的粘稠度、酸碱度以及口腔内产生色素细菌的生长。

现今,牙齿美白的过程比较安全,可以在医院由医生操作,也可以在家里自己进行。主流美白产品有两大类:含有化学漂白成分的美白产品(主要成分为过氧化氢),它们通过去除牙齿深处和表面的色素来使牙齿变白;另有一些美白牙膏等不含有漂白成分的产品,只是单纯去除色渍而已,作用位置只限于牙齿表面。

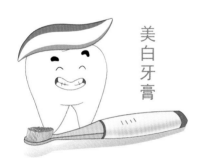

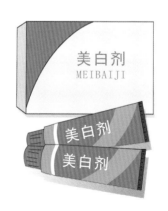

聊聊牙齿冷光美白

现在的人们越来越注重自己的仪表,希望像影视明星一样拥有又亮又白的牙齿。如今,让牙齿变白的方法有很多,比如,超市里的美白牙膏和美白牙贴。正规的口腔专业机构对轻微的牙齿变色也会提供牙齿冷光美白治疗,这是现今最常用的一种方法。

牙齿冷光美白治疗,就是使用含有过氧化氢的氧化剂,再配合其他特殊美白成分,涂在牙齿上,通过冷光美白仪照射达到美白牙齿的效果。治疗后,牙齿变得又白又亮,而且有光泽。

冷光美白貌似简单方便,但是大家对它的认识还是有一些误区:

冷光美白是改善牙齿发黄发黑的万金油

冷光美白只对轻微的牙齿变色具有良好效果,如果变色严重或者牙齿上有烟渍、茶渍等着色无法去除,或者牙龈严重退缩导致牙根暴露觉得美白的过程过于刺激而无法耐受,这些情况都不适合进行美白治疗。所以,冷光美白不是万能的,在治疗之前,要先咨询专业的口腔医生,根据可以达到的效果做选择。

冷光美白对牙齿有很大伤害

冷光美白治疗过程几乎没有痛苦,对牙齿也没有伤害,是一种非常安全的治疗方法。对一些比较敏感的牙齿,在治疗后可能会出现一过性酸痛,但在24小时内会自行消失,程度较重者可以使用抗敏感牙膏来舒缓不适。

冷光美白后想吃什么就吃什么

牙齿美白后48小时内,不要食用太冷或太热的食物,以免激发牙齿敏感。

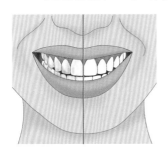

在治疗后一周内,也不要进食一些容易让牙齿染色的食物或饮料,比如石榴、桑葚等有色浆果,咖啡、浓茶、碳酸饮料等。另外,也不要咀嚼槟榔或吸烟。

冷光美白可以保持一辈子

冷光美白后效果能维持多久,还与自己平时

的口腔护理情况有关,如果不重视,那么牙齿变色迟早还是会发生的,就和染发是类似的道理。治疗后,应该尽量避免食用有色的饮料、食物,另外,还需要注意保持口腔的清洁卫生。

睡觉磨牙对身体健康有害吗

磨牙是我们生活中常见的现象。有些人在睡觉的时候不自主地出现上下牙齿紧紧咬住,发出"咯吱、咯吱"的声音,但本人对此并不知道,多由室友或他人告知。如果长期出现磨牙症状,会对身体造成很多损害,包括以下几个方面:

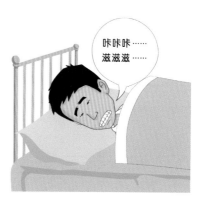

牙齿的磨耗 长期磨牙造成牙齿表面出现磨损,牙齿外形破坏,严重时可出现锐利的边缘,有可能会造成颊黏膜、舌头的咬伤。

牙周创伤 长期磨牙会造成牙齿周围组织的损伤,严重时可能会导致牙齿松动甚至脱落。

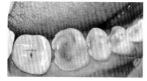

牙齿磨耗造成冷热敏感 长期的牙齿磨损造成釉质的损伤,牙本质暴露,吃冷、热的食物时会出现疼痛。

老了不掉牙,有牙坚持刷

"老掉牙"是我国一个传统的形容人变老或做事老套的说法,实际上我们很多人都被它误导,认为年龄大了牙齿掉落是正常的,其实事实远非如此。老年人掉牙的根本原因是牙齿本身或牙齿周围组织疾病。比如虫牙,牙齿坏的不能留了,只能拔掉;比如牙周炎,牙齿生存的"土壤"流失严重,牙齿站不住了,也就掉了。严格来说,牙齿的寿命应该和主人的寿命一样长,如果我们从小就关注自己的牙齿，认真、正确地保护它们，养成良好的口腔卫生习惯，一直持续到老年，那么"老掉牙"的情况基本是不会出现的。

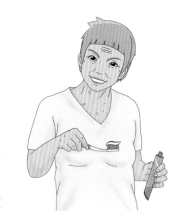

当然，很多时候老年人因为各种原因掉了牙，这时就需要格外用心保护好余留的牙齿，因为不论是镶牙还是种植牙，都离不开天然牙的帮助。正所谓"有牙坚持刷"，不论嘴里剩了多少颗牙，只要有就应坚持用正确的刷牙方法保护它们，避免再次因为口腔卫生的原因导致牙齿丧失。正确的刷牙方法我们前面已经介绍过了，各位老年人也学起来吧。

吃东西"塞牙"是咋回事

我们常遇到老年人吃饭后出现"塞牙"的情况，很多老人不得不用牙签费力地剔牙，感觉很不好。这是为什么呢？牙齿经过了几十年的咀嚼，牙冠会出现明显的磨损，边缘或牙尖变得非常锐利，原本的窝沟点隙变浅或者消失。此外，由于牙齿随着年龄增长出现增龄性的变化，牙龈萎缩，先前能够填满两个牙中间间隙的牙龈乳头萎缩了，留下了缝隙。这样，在吃东西的时候，食物就从牙冠表面被挤入牙缝，出现了塞牙。如果有些牙齿比较拥挤，或者非常稀疏，有的牙齿缺失导致邻牙倾斜，还有的牙齿相邻的面有龋齿，都可能出现频繁的塞牙。

遇到塞牙怎么办呢？首先应立即刷牙、漱口，实在刷不掉时可以用牙线或者光滑、质地软的细牙签轻轻剔一下。尽量避免用粗糙的牙签剔牙，因为会损伤牙龈组织。如果牙齿有非常锐利的边缘或牙尖，最好到专科的医院进行调磨，或者听听医生的建议，必要时制作防嵌器。

不必惊慌，牙齿的意外伤害

无论是因为摔倒、交通事故亦或是暴力行动或剧烈运动，突然加到牙齿上的各种机械外力，造成牙齿的意外伤害统称为牙外伤。主要包括：牙震荡、牙脱位和牙折三大类。这些损伤可单独发生，亦可同时出现，并时常伴有牙槽骨及颌骨的损伤。

不同原因的牙外伤会表现为不同类型的牙齿损伤，当出现牙外伤时，家长要学会判断，掌握好以下原则才能将伤害降到最低，尽可能恢复牙齿的功能。

原则 不要惊慌，冷静分析，逐项处理，及时就医。

判断 判断有无脱位，是否断裂、是否出现晃动、是否有疼痛等症状。

处理 按以下方法进行处理。

（1）牙齿全部脱位，如何处理？

对完全脱位的患牙最好能将其立即复位放入牙槽窝内。如果复位困难应先找到脱位的牙，然后简单用可利用资源——自来水或生理盐水冲洗一下，不仅需要冲洗脱位牙齿，如果伤口被污染了也要清理干净。千万不要用锐器刮牙根表面，不要用卫生纸类包裹牙齿，如果有条件可用生理盐水或牛奶浸泡脱位牙，实在不行也可以放在嘴里含着并迅速到医院治疗，越早就医，牙齿再植术成功率越高。

（2）牙齿断裂或晃动时该如何处理？

一定不要惊慌，带着断牙就医，不要自行擦拭牙齿断面，不要晃动已经松动的牙齿。因为这会加剧疼痛及恐惧心理，同时用力过大会加重外伤的损害，对后续治疗产生不利的影响。

根据牙折发生的部位可将其分为冠折、根折、冠根折 3 大类。

轻度的冠折可见牙冠表面部分缺损，而重者则可导致牙髓暴露，患牙出现冷热敏感、疼痛等症状。冠折的患牙根据其损伤程度不同可分别采取脱敏治疗、充填治疗或根管治疗后做冠修复等方法。

根折最多见于根尖 1/3 处，根折后患牙可出现松动、咬物痛、根部黏膜触痛等症状。根折的患牙应将其进行良好的固定，必要时需进行根管治疗。

冠根折临床上也时有发生,常导致牙髓暴露。冠根折的患牙应根据病情力争根管治疗后桩冠修复;但有些情况下,冠根折的患牙不适宜保守治疗,可考虑拔除。

(3) 如果孩子牙齿受到碰撞或打击力量不太大,受伤的牙齿可能无症状或只感到上下牙咬合不适应、牙齿酸痛,应如何处理?

即使牙齿没有折断也要就医,因为无论伤势轻重,都可能导致远期牙髓坏死、牙冠变色、牙髓钙化等情况。至少 2 周内避免用患牙咀嚼食物,并应该于伤后 1、3、6、12 个月复查,以追踪患牙愈合的情况,尤其是牙神经的状况。

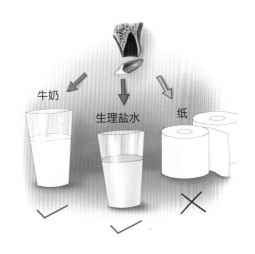

牛奶　生理盐水　纸

应特别提醒注意的是,无论何种牙齿外伤均应定期复查,根据具体情况及时给予完善的治疗,以期获得最佳的治疗效果。

要想不受伤,防护更重要

据统计,牙齿外伤中 2/3 是由于交通事故、意外跌倒等原因所致,而剩余的 1/3 是在体育运动及游戏的过程中发生的。近年来,随着群众体育运动的普及,运动所导致的牙外伤病例越来越多,体育运动和游戏在时间、地点上有很强的特定性,所以,可以有意识地对牙齿外伤进行预防。

什么是防护牙套?

如果你是一个喜欢篮球的球迷,你一定看过赛场上 NBA 球星嘴里吐进吐出的那个东西,还有拳击运动员嘴里那个厚实的护具,这些就是运动护牙套。运动护牙套是一种具有弹性,覆盖并包裹在牙齿、牙龈及牙槽骨上,用于隔绝上下牙齿、牙齿与面颊等组织,具有力量传导与再分配作用的防护器具。合适

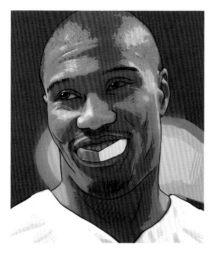
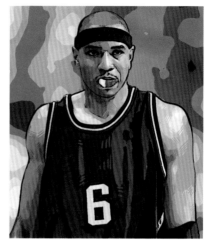

的防护牙套可以让牙齿受到撞击时不受损伤。

防护牙套类型?

第一类:市售成品护牙套,买回来后直接放在口中使用。

第二类:市售半成品护牙套,买回去后放在沸水中软化,在口中咬合后冷却成形。

第三类:定制式护牙套,必须先获得个体牙模后,由专业机构制作完成后才能配戴使用。定制式护牙套根据年龄、运动类型、运动对抗程度、自身牙齿条件、个人喜好等不同情况而有各自的设计和要求。

一个护牙套能用多久?

关于护牙套能用多长时间没有一个统一的标准。差异取决于你的年龄,使用和维护方法,使用频率,材质等多种因素。考虑到护牙套目前流行使用的材质,在使用一定的时间后物理性状会发生改变,会减小防护作用。通常有效使用期限为2~3年。接近或超过期限应及时更换,否则无法起到保护作用。

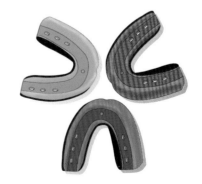

使用运动牙套的注意事项

1. 清洁步骤不可少。因使用过后会残留唾液与牙菌斑,一定要用牙膏或肥皂水清洗干净,阴干即可。

2. 带上牙套后,说话有困难,要拿下牙套,才能正常说话。

怀孕前我们还需要做的一件事情—— 口腔检查

通常我们在准备怀孕的时候,都会进行各种身体检查,却忽略了对牙齿的关注,那下面我们来聊聊怀孕与口腔的那些事儿!

你是不是也认为怀孕与牙齿没什么关系呢? 其实不然。由于口腔内本身存在着一些慢性疾病,加上怀孕期间母体内的激素水平、生理和饮食习惯发生改变,使口腔环境变得更适合于细菌繁殖,从而会使那些准妈妈们更易患龋齿与牙周疾病。如果龋齿继续发展的话还会引发牙神经发炎,发展成急性牙髓炎或牙齿根尖周炎,给孕妇带来难以忍受的痛苦。

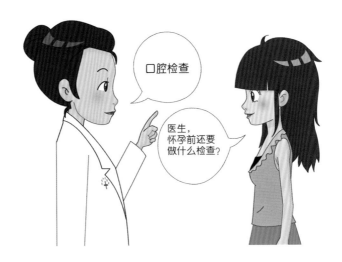

另外,牙周疾病表现为牙龈出血、水肿、增生肥大,继续任其发展还会造成牙齿松动和脱落。

刚才聊的只是一小部分，像智齿冠周炎、塞牙、残根残冠、有隐患的根管治疗牙齿等也很常见。怀孕本是一件很辛苦的事情，怎么能再让自己因忽视了对牙齿的关注而忍受本来可以避免的痛苦呢？所以呢，建议每一位准备怀孕的准妈妈们提前6个月到正规的口腔医院进行全面的口腔检查，同时治疗龋齿，建议定期洗牙，把那些能够解决的"定时炸弹"扼杀在摇篮里，使我们的准妈妈们在怀孕期间一扫牙齿疾病的后顾之忧，尽情享受宝宝带给我们的喜悦！

"熊猫"人群——准妈妈的孕期口腔检查应注意的三个问题

熊猫是我国的国宝，准妈妈在怀孕这个特殊时期更是每一个家庭中的家宝。那准妈妈们在进行口腔检查的过程中，又有哪些地方需要我们特别关注的呢？

首先，我们的准妈妈在定期进行口腔检查时要让牙医知道你怀孕期间服用哪些药物和营养品，以免药物之间发生不良反应，而且一定要认真按医生的交代服用药物，否则可能会对自己和胎儿造成很严重的影响。

其次，准妈妈们可以随时进行牙科治疗吗？一般建议接受牙科治疗的最佳时间是怀孕的中间三个月，为什么两头的时间不行呢？这是因为孕期前三个月，孕妇经历牙齿疼痛及看牙的焦虑与压力可能会对胎儿及孕妇产生不良影响；而后四个月挺着大肚子同时子宫特别容易因外界刺激引起早期收缩，让医生都不忍心下手。

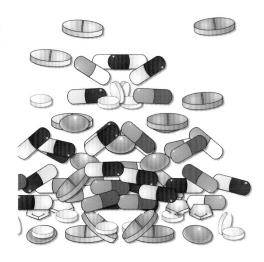

最后，看牙时能不能进行 X 线照射呢？当然要尽量避免，如

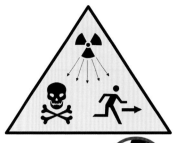

X线电离辐射
孕妇止步!

果可以的话,先进行简单处理,等相对安全时期再进行治疗。

是的,人生没有那么多如果,所以怀孕期间要想做到有效的口腔保健,还需要孕妇自身要养成良好的习惯,除了饮食上少吃甜食,饭后或吃完零食后,还要用牙线或牙缝刷清除牙齿与牙齿之间的残留物。

儿童口腔 篇

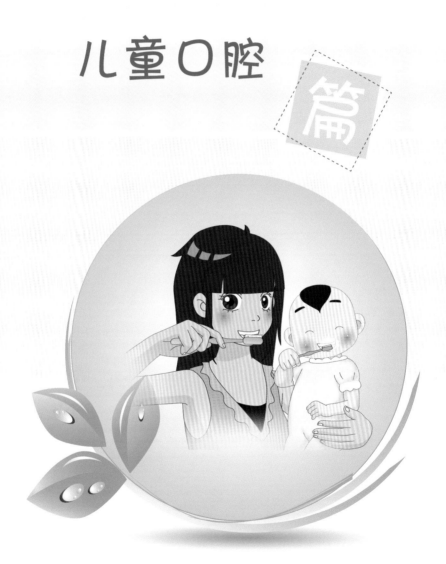

儿童牙刷——小一号,不简单

儿童牙刷仅仅只是小一号吗?

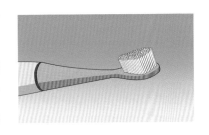

其实并非这么简单。成年人牙齿发育完全,基本可以固定使用同一标准的牙刷,但儿童牙齿处于发育的不同时期,应该根据年龄有针对性地选择合适的工具进行牙齿保健,而不能只是看到标注了"儿童牙刷"就买来用。

基本原则:大小合适,不会磨损孩子的牙齿和牙龈。

如何判断牙刷大小是否合适? 首先,刷头大小要根据孩子年龄大小来进行选择。牙刷大小以能把刷头伸入口腔内灵活转动,并能刷到最后一颗牙齿的里面(远中面),且同时能刷两颗牙齿为宜。

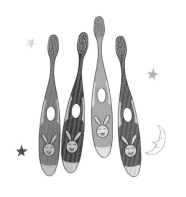

其次,刷柄大小根据孩子小手的大小要利于握持,手柄处要有凹凸或防滑膜,这样刷牙时不易打滑。要想不磨损牙齿和牙龈,首先,刷毛要软,可以先用手指压一下刷毛,如果刷毛来回弯曲自如,手指有点儿痒的感觉,表示刷毛比较软;其次,看刷毛尖端,每根刷毛都应该经过处理,尖端磨圆钝,不能有尖锐的角。

不同年龄段牙刷的选择

没长牙或刚长牙:使用指套牙刷(又称婴儿牙刷),大多用无毒硅胶制成。

长出2~4颗牙:使用硅质牙刷,硅质牙刷刷头有弹性,软硬适中,便于孩子啃咬。

长出8~11颗牙:使用尖形刷毛的牙刷,它也同样具有上述所提到的功能,还可以用来让宝宝练习刷牙。刷毛很柔软,不会擦伤孩子娇嫩的牙龈。

乳牙长齐后：

　　2~4岁的孩子已经有一口整齐的小乳牙，但同时也是乳牙龋齿高发的年龄，家长应该在这个阶段培养孩子刷牙的习惯。这时候要选择刷头小、刷毛软的牙刷，幼儿的手掌较小，肌肉也未发育完全，所以牙刷的握柄要较粗胖一些。

　　5~6岁时，孩子进入替牙期，第一颗恒磨牙已长出，此时应选择杯形刷毛的牙刷，毛刷边缘要柔软，刷头要小，能完全包围每颗牙齿以达到彻底清洁的目的。此时家长应逐渐教会孩子独立刷牙。

　　7~8岁后，儿童处在换牙阶段，乳牙与恒牙同时存在，加上齿缝间隙较大，若不特别留意刷牙，很容易形成蛀牙。因此，牙刷应选择刷毛柔软、混合设计、刷头较小的牙刷，帮助彻底清洁牙齿及齿缝。待牙替换完成后，青少年可选用保健牙刷。

　　目前市场上的儿童牙刷品牌众多，可在选购儿童牙刷原则的基础上，根据孩子的喜好，选购图案丰富可爱或者有音乐的牙刷，最好能够带上孩子一起选，这样会增加孩子对刷牙的兴趣。

儿童牙膏——"大"不一样

　　牙膏是我们刷牙时不可或缺的一部分，它不是万能的，但没有牙膏又是万万不能的。儿童牙膏到底与大人的有什么不一样呢？

　　其中最主要的一点区别是关于含氟量，那么含氟牙膏到底好不好呢？儿童是不是不能用含氟牙膏呢？该如何选择合适的儿童牙膏呢？

　　家长除了必须了解儿童口腔防护常识之外，还需要对儿童牙膏进行必要的了解和选择，因为儿童正处于生长发育阶段，牙膏的选择关系到孩子的健康和未来，所以一定要慎重。

安全性：首先明确一点，仅仅用含氟牙膏刷牙、漱口是不会造成氟的过量摄入的，必须要把氟吃到肚子里才会，也就是说要把刷牙的泡沫咽了才会导致氟的过量摄入。

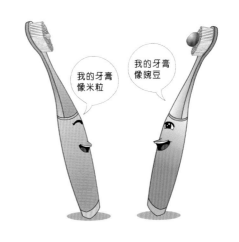

我的牙膏像米粒

我的牙膏像豌豆

大人往往是不存在这个问题的，但3岁以下的孩子还不会漱口，因此，不建议使用含氟牙膏，可使用可食用的婴幼儿牙膏，并且每次用量以米粒大小为宜，避免孩子过多误吞。刷完牙后，家长用儿童专用湿巾或者纱布将剩余牙膏擦除。

待孩子懂得漱口并学会把口腔内的异物吐出的时候，就可以用含氟牙膏刷牙了，但6岁以下的孩子刷牙时要在家长的监督下进行，并且每次用量以豌豆粒大小为宜（约0.5克）。所以，对于已经能够完成漱口动作的孩子来说，使用含氟牙膏是安全且有益的。但还是要注意，选择牙膏时要用儿童专用牙膏，不要给孩子使用成人牙膏。

原料：要从原料看功效，市场上琳琅满目的儿童牙膏，其实都是由粉状摩擦剂、湿润剂、表面活性剂、黏合剂、香料、甜味剂及其他特殊成分构成的，儿童牙膏只是作为牙齿的表面洁净剂，具有摩擦作用和去除菌斑、清洁抛光牙面、使口腔清爽的作用，家长不必被商家所谓的"神奇"功效所误导。

包装：很多家长在购买儿童牙膏的时候只关注牙膏的功效和口味，往往忽略了牙膏的包装。包装上，牙膏盖密封性对膏体起到关键性的保护作用，密封性不好，容易滋生细菌，导致膏体内的化学物质氧化变质。家长除了在选择时查看牙膏盖设计是否密封，还要检查包装是否完整。

儿童牙膏与成人牙膏的区别

	儿童牙膏	成人牙膏
甜度	低（木糖醇）	高（乳糖）
含氟量	低或无	高
配料	食用香精	香精

让孩子爱上刷牙——妈妈的魔法

一说到给孩子刷牙,很多家长都头疼不已,一个原因:孩! 子! 不! 配! 合!

不是每个孩子都是乖乖刷牙的天使,如何与他们斗智斗勇,让他们自己主动说我要刷牙呢?

首先,培养意识。越早刷牙越好,没长牙时可以在宝宝吃完奶后给他清理下口腔,长牙后开始用牙刷早晚刷牙,这样在孩子还没叛逆反感时就在脑海里形成了固定模式,就像每天吃饭睡觉一样。

其次,提高兴趣。准备一些小游戏,多读读关于牙齿的绘本,如:《鳄鱼怕怕牙医怕怕》《牙齿大街的新鲜事》;放视频动画片,如:小黑牙、小小智慧树;放音乐,如:宝宝巴士刷牙歌;进行给动画人物刷牙的游戏。

再次,更换有趣的刷牙工具,让刷牙充满新鲜感。比如用儿童电动牙刷、用刷柄上有孩子喜欢的卡通人物的牙刷、更换不同口味的牙膏等等。

如果妈妈是个"演员"就更好了,一边刷牙一边语气夸张地说话,比如:"啊! 我看到好大一条虫子在你牙齿上,别动,我帮你把它消灭! 虫子,你别动! 别跑别跑,我要刷掉你了! 哎呀,看你躲到哪里去……"尽情发挥妈妈们的表演天赋,低龄孩子很受益,因为妈妈在他们眼里是有魔法的。如果能组织家里所有成员一起参与,做做刷牙谁第一的游戏就更好啦。爷爷奶奶爸爸妈妈全家总动员,言传身教,就更容易影响宝宝养成良好的刷牙习惯了。

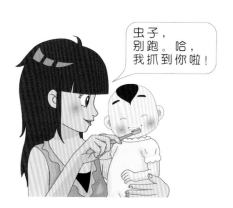

还要鼓励孩子,刷完牙要告诉他,你的牙齿好白呀,亮晶晶的,不要吝啬表扬,孩子会特别开心,也会更有动力的。

最后,就是一定要坚持,不能因为孩子偶尔的不配合而放弃努力。相信一定能让孩子爱上刷牙的。

宝宝吃手指,适可而止

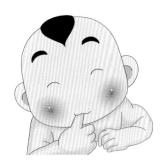

宝宝吃手指的样子是不是很可爱呀?当爸爸妈妈在开心的同时有没有考虑一下这样的行为对宝宝的口腔发育有没有影响呢?

吃手指是宝宝生长发育过程中不可或缺的小细节。在婴儿期,吃手指是一种正常的自然反应,他们这样做是正在享受其中的快乐,同时可以锻炼宝宝手眼嘴等器官的协调性和加强触觉、嗅觉的刺激,促进神经功能发展。所以爸爸妈妈是不必担心的。

但是,如果过了一定的阶段宝宝还在吃手指那还能是正常的吗?这就需要爸爸妈妈们注意了。当宝宝的恒牙萌出以后,吃手指这种行为就会干扰上下颌的正常发育,逐渐形成颜面变形。同时,还会影响牙齿的生长方向进而影响牙齿的排列、咬合,甚至引起口腔顶部的变化。另外,如果宝宝长期吃手指会影响到手指骨骼的正常发育,容易造成手指脱皮、肿胀等外伤,甚至会造成感染。这就需要宝宝妈妈寻找和分析宝宝吃手指的原因,并耐心引导使宝宝改掉吃手指的习惯。为了宝宝更加完美,更好地发展个性,爸爸妈妈要多加关注宝宝的行为,使吃手指行为适可而止!

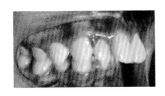
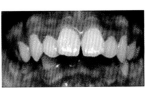
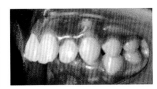

宝宝长牙啦,小牙排队乖乖坐

当宝宝从呱呱坠地那一刻起,她们就成了爸爸妈妈的心肝、掌上明珠,爸

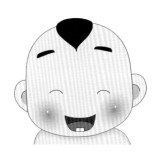

爸妈妈们除了关注宝宝的身高、体重等发育,也应该多加重视宝宝的牙齿,使宝宝们从小就有一口好牙齿。

那我们应该从何时开始关注这一点呢? 大多数宝宝在 4~7 个月长出他们的第一颗小牙齿,而那些生长发育较早的宝宝在 3 个月时就长出了他们的第一颗小牙冠,相对较慢的宝宝可能就要等到 1 岁或者更久了。但不管什么时候,都是爸爸妈妈值得兴奋的一刻,不过也是执行"保护宝宝牙齿"使命的开始时刻。

那我们的宝宝长牙的顺序又是怎样的呢? 由于宝宝们的出牙期不同,所以他们的出牙次序也不尽相同。通常的次序是两颗下门牙最先长出来,在一两个月后长出两颗上门牙,其余牙齿会挨着已经长出来的牙齿两侧依次长出来,直到宝宝两岁半左右长齐二十颗乳牙。它们会陪着宝宝成长,直到 6 岁左右开始被恒牙代替。好的牙齿要从娃娃抓起,知道这些口腔常识之后,我们的爸爸妈妈们要行动起来,让我们的宝宝有一口好牙齿,赢在起跑线上。

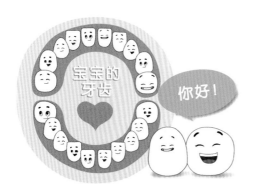

乳牙的保健

美要从齿开始,要想孩子以后拥有一口美丽的牙齿,就要从乳牙开始保健。

那什么时候长出第一颗牙呢? 记住"四六牙",也就是开始萌出第一颗乳牙的时间——"4~6 个月"。

怎样进行乳牙保健呢?

第一步:"做好前期准备" ——长牙前养成良好的喂养习惯

注意宝宝口腔的清洁,在每次喂奶、果汁或其他流质辅食后,再喂宝宝些白开水,将附着在口腔黏膜上的残留食物冲洗掉。你也可以戴上指套或用消毒棉签,轻轻擦拭宝宝的牙龈,清除上面的食物残渣。这样既清洁口腔,又刺激牙床,促使乳牙萌出。

第二步:"乳牙尖尖刚露时" ——用纱布擦拭

每次喂奶后、午睡及晚上睡觉前,妈妈坐在椅子上,把宝宝抱在腿上,让宝宝的头稍微往后仰,然后用干净的纱布缠在右手食指上,蘸些温开水,把宝宝的舌头、牙齿及牙龈处的食物残渣擦拭干净。

第三步:"磨牙牢牢矗立时" ——用牙刷每天早晨起床后和晚上睡觉前都给宝宝刷牙

刷牙时,按牙齿的里面、外面、咬合面的次序,依次将乳牙清洁干净。宝宝长到 2 岁左右时就开始教他自己刷牙,经过几个月的练习和你手把手的教导,宝宝一般能学会自己独立刷牙,刚开始宝宝刷完后家长检查一遍,如未清洁干净,家长再帮助刷一遍,这样养成宝宝每天定时刷牙的良好卫生习惯。

垃圾食品危害孩子牙齿,家长如何巧妙应对

现如今,各类零食、油炸烧烤食品对孩子们的诱惑巨大,让孩子们无力抗拒,可是这些垃圾食品吃在孩子们的口中,却急在家长们的心里。众所周知,垃圾食品会让孩子养成不良的饮食习惯,同时危害孩子们的口腔健康。危害如此之大,那让我们一起来看看家长们如何做,才可以最大限度地降低垃圾食品对孩子们牙齿的伤害吧!

首先，家长可以给孩子们讲解垃圾食品对牙齿的危害。诸如巧克力饼干、糖果、蛋糕、油炸烧烤类高油高糖食品，作为能量的来源在代谢中产酸，这些酸可以溶解釉质，继而引发龋齿。如果这些垃圾食品在孩子的饮食中占据了很大比重，那么患上龋齿的概率就会大大增加了。

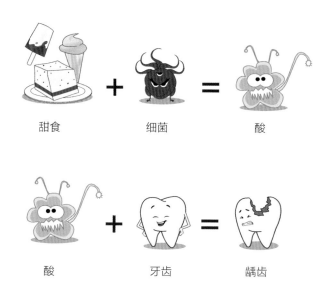

甜食　　　　　细菌　　　　　酸

酸　　　　　牙齿　　　　　龋齿

孩子毕竟是孩子，有时候即使明白道理又怎能抗拒美食的诱惑呢？那家长们就要想办法了。家长们可以尽量减少这些垃圾食品出现在孩子的视线里，同时要做好健康饮食的榜样，可以的话家中只准备多种水果和蔬菜，可以给孩子灌输多吃水果的概念。

当然，垃圾食品在我们的生活中无处不在，而且美味的诱惑也不是人人可以抗拒的，这时家长就要限制孩子们每天的零食量和吃零食的时间。因为零食吃得越多，口腔中的细菌就会越频繁地侵蚀孩子的牙齿，而且不停地吃零食也是龋齿发生的高危因素。如果能够控制孩子只在吃饭时间吃，这样可以降低龋齿的发生率。

另外，家长应当知道，垃圾食品除了吃的还有喝的，像果汁和碳酸饮料都含有大量糖分，如果孩子的口腔中长期有这样的成分，也很容易导致龋齿，所以应尽量饮用纯净水。

乳牙有蛀牙，需要及时治

很多家长认为"乳牙迟早换，龋齿无需治"，其实这种观念是非常错误的。

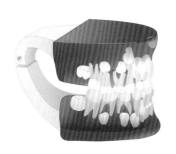

原因：事实上，乳牙不好也将影响恒牙。每个乳牙下面都有一颗正在发育的恒牙，如果乳牙牙根出现严重病变，可能影响恒牙，甚至影响孩子一生的牙齿健康。另外，一旦乳牙出现蛀牙，孩子可能出现疼痛，这样孩子不仅受罪，还不能很好地咀嚼食物，影响营养摄入，进而全身的生长发育也会受到影响。

治疗：不仅要治疗，还要及时、尽早治疗。

龋齿早期，没有疼痛症状，往往容易被家长忽视，导致进一步变坏，等到孩子开始感觉到牙齿发酸、牙痛时，龋坏可能已经损坏"牙神经"了，此时需要做疗程相对复杂的根管治疗，治疗费时、费力、费钱。如果及早发现龋坏，治疗简单，补上就可以了。

当然具体的治疗方案得由医生根据实际病情和乳恒牙替换时间做决定，但原则还是早发现早治疗，所以建议家长定期带孩子到医院口腔科进行全面的口腔检查，这样能够及早发现孩子有没有"烂牙"。

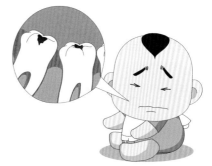

夜奶，该断则断

许多妈妈们都在烦恼，宝宝都快1岁了晚上还要喝好几次奶，真的好累。殊不知，宝宝喝夜奶还有许多危害。

我们经常可以看到1岁多的宝宝刚长出不久的小牙齿变黄，或者是一块

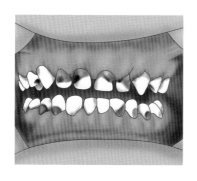

块地剥落,宝宝不敢用前牙咬东西,甚至严重的牙齿坏到了只剩牙根,牙龈出现红肿。出现这类问题的孩子都有一个共同特点,就是不管是母乳喂养还是配方奶奶瓶喂养,都有含奶瓶入睡,夜间频繁喂奶的习惯,并导致了牙医提到的"奶瓶龋"。这种龋齿发生早(可出现在 8~9 个月大的婴儿),发展非常迅速,对牙齿的破坏大,常常造成牙冠广泛性的破坏,累及多个牙面,充填修复困难,治疗后充填材料容易脱落,治疗比较棘手。

"知己知彼,百战不殆",我们先来了解一下宝宝为什么要喝夜奶呢? 夜奶的原因

真的饿

随着年龄的增长,宝宝生长发育加快,日常膳食、营养搭配跟不上发育的需要。不过,每个宝宝身体条件不同,对食物的需求量也不一样,这需要妈妈细细地观察,反复地试验,弄清楚他到底是不是真的饿了。

依赖

与其说宝宝夜里喜欢牛奶(母乳),不如说他喜欢奶嘴(乳房)。他们之间,形成了一种默契的交流。他喜欢奶嘴(乳头)的触感,这是一种很温暖很安全的感觉。因而,宝宝容易对奶瓶或乳头有依赖。

变相需求

宝宝躺在床上,迷迷糊糊地边喝边睡,这几乎是他从落地开始就养成的一种生活习惯,他很享受这个过程。同时对妈妈的爱有变相的需求,白天见不到妈妈,晚上需要与妈妈有身体上的接触,吸吮能让宝宝的情感需求得到充分的满足。

夜奶的危害

1. 晚上喝奶是在宝宝睡着的情况下,这时不可能让宝宝起来刷牙,含糖的奶液与牙齿长时间的接触,使牙齿表层的釉质脱矿溶解,造成牙齿的缺损,形成龋齿。在夜间睡眠的状态下,口腔唾液的分泌减少,不能很好缓冲口腔的

pH 值,因此,夜间喝奶危害更大。

2. 夜奶过于频繁,会影响宝宝的睡眠质量,从而影响生长发育。

3. 宝宝晚上总是喝奶,也会影响爸爸妈妈的休息和日常生活状态。

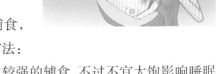

如何断夜奶

宝宝一般在 6 个月左右开始添加辅食,这时可以尝试断夜奶,下面介绍一些小方法:

1. 在宝宝睡觉之前喂一些饱腹感比较强的辅食,不过不宜太饱影响睡眠质量,这样可以确保宝宝不会真的被饿醒。

2. 循序渐进,逐渐减少奶量或是偷梁换柱,用清水稀释夜奶,最后用清水代替夜奶。

3. 为宝宝提供舒适的睡眠环境,在睡觉之前要刷牙后再哄睡。

只有父母齐心协力,一起把夜奶断掉,才是真正为孩子健康着想。

儿童龋齿——孩子牙齿有洞了

龋齿也就是常说的虫牙或蛀牙,可不是成年人的"专利",不论是婴幼儿还是学龄前后的儿童,都是好发人群。

为什么孩子容易得龋齿呢?

1. 孩子的乳牙之间存在生理空隙,牙冠上面又有很多缝隙和小沟,这就导致细菌和食物残渣容易存留,不好清洁。

2. 乳牙在生长发育过程中,牙齿表面的"盾牌"——釉质薄,抗酸能力就差,容易被食物中的酸腐蚀。

3. 孩子特别是婴幼儿咀嚼功能差,平时

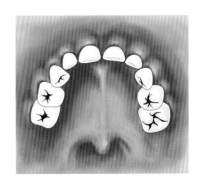

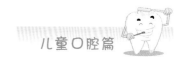

吃的甜食多,黏着力强,粘在牙齿表面容易发酵产酸。

4. 家长都有体会,让孩子乖乖刷牙可不是件容易事,加上幼儿睡眠时间长,唾液分泌量少,细菌、食物残渣留在牙齿上面的时间也长,有利于细菌繁殖,成为虫牙发生的原因之一。

孩子得了虫牙可不能小视,因为它发展很快,迅速坏到牙髓(也就是牙神经),引起牙髓病、根尖周病,甚至导致牙冠残缺,牙根也不完整,一颗原本健健康康的牙齿就这样被"吃掉"了!此外,乳牙发生龋齿后孩子往往没有明显的异常表现,很容易就被家长忽略,单个坏牙还会蔓延,波及其他牙齿,治疗起来就困难了。

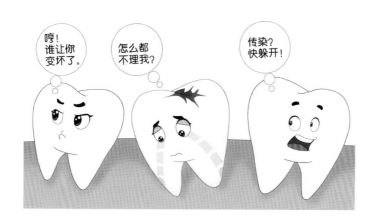

预防儿童龋齿,首先,要养成良好的刷牙习惯:早晚各刷牙一次,另外在吃完东西后,最好也能刷牙。第二,要教会孩子使用正确的刷牙方法,选用适当的儿童牙刷,并且,刷牙时不要太用力。第三,要让孩子少吃零食,尤其是甜食,并且要均衡饮食,多摄取含有维生素 C、维生素 D、钙、磷等物质的食物。每半年进行一次口腔检查,可早期发现,早期治疗。

孩子龋齿　危害多多

1. 牙齿龋坏后自身不完整,不能很好地工作,孩子吃东西就很困难,一侧不能嚼就只另一侧,长时间偏侧咀嚼脸庞发育就不对称。

2. 乳牙坏了,口腔的卫生就更糟糕了,恒牙刚萌出来就会被侵蚀,变成虫牙。

3. 乳牙根尖发炎,直接影响恒牙萌出,导致恒牙不健全、不整齐。

4. 最糟糕的是,随着咀嚼功能的下降,孩子吃东西费劲,影响了营养的摄入,生长发育自然也被累及,机体的抵抗力也降低了。

此外,幼儿期也是孩子学习语言的时期,乳牙坏了、过早没了,都会影响正确发音;黑黑的虫牙也影响美观,特别是门牙,会对孩子的心理健康造成一定影响。

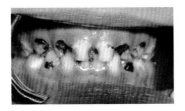
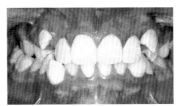

窝沟封闭——儿童牙齿的盾牌

为了更好地预防儿童虫牙,我们现在有了各种法宝,窝沟封闭就是其中最有效的一个。

窝沟封闭就是用专业的树脂材料封闭刚萌出的恒牙上的小沟,形成一道屏障,像盾牌一样隔绝食物残渣和细菌的侵袭,达到预防虫牙的目的。

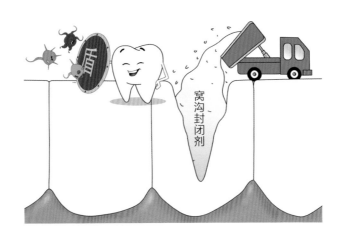

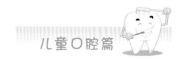

窝沟封闭是怎样做的呢？

首先,我们要把牙齿表面清洁干净,然后用专用的酸蚀剂处理牙面,之后冲掉酸蚀剂并吹干,再涂封闭剂,用特殊的光进行固化,这样就完成了。

封闭后半年内需要定期检查,如果发现封闭的材料脱落了,要及时补上,以免预防失败。

当然,大家必须清楚,做了窝沟封闭并不是万事大吉。它只是一种预防和减少虫牙发生的措施。因此,我们还要坚持认真刷牙。

窝沟封闭也是有适应证的,牙齿完全长出来,并且窝沟很深,容易发生龋齿的牙齿。比如,乳磨牙在3~4岁、第一恒磨牙在6~9岁,第二恒磨牙在11~14岁时是最适宜封闭的年龄;对于身体或精神上有残疾、学习有障碍或生活条件极差的孩子,应考虑封闭所有的恒牙咬合面;孩子乳牙没有虫牙可以不封闭第一恒磨牙,但需定期检查。

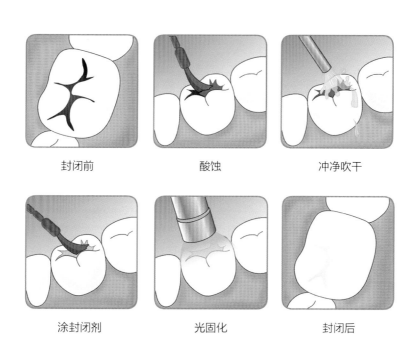

封闭前　　　　　　酸蚀　　　　　　冲净吹干

涂封闭剂　　　　　光固化　　　　　封闭后

局部涂氟

除了窝沟封闭,局部涂氟也是一种常见预防虫牙的方法。它是用一种含氟的材料对牙齿进行氟化处理,增加牙齿的"保护层"。

牙齿涂氟的益处明显,比如:

坚固牙齿 涂氟对儿童刚长出的牙齿可加强钙化,预防牙齿发生不完全钙化。

修复蛀牙 如果乳牙发生早期虫牙,涂氟后有修复龋坏的作用。

减少过敏 牙齿涂氟可减少牙齿发生过敏。

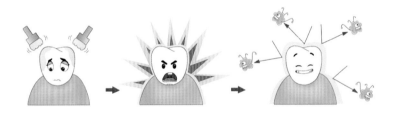

孩子最好从 3~4 岁开始进行牙齿涂氟,每半年涂一次。涂氟时没有任何痛苦,涂氟后 1 小时内,孩子不要喝水、吃东西,也不能漱口。绝大多数的儿童都适合用氟化泡沫预防虫牙,不过一定要在专业的牙科医生指导下操作。医生通常会根据每个孩子的年龄、配合程度等情况,选择合适的氟化剂,建议每隔 3 个月、6 个月,或 1 年复查。

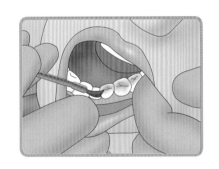

儿童口腔全麻知多少

在儿童口腔治疗室中常常会看到哭得声嘶力竭的宝宝,无论怎样安抚都

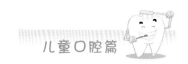

无济于事,面对这种情况,家长们也很为难,一方面担心孩子受罪,另一方面又担心不治疗会影响孩子的口腔发育甚至全身健康。的确,孩子哭闹在看牙过程中是个难题,但是我们的牙医们有他们的好办法——全身麻醉下治疗。

什么是口腔全麻治疗?

在全身麻醉下进行口腔疾病的治疗,相较普通的儿童口腔治疗,增加了全身麻醉的过程。

什么样的孩子适合口腔全麻手术治疗?

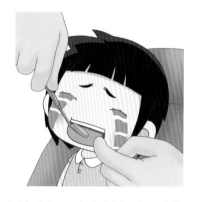

无法自主配合的孩子:这类宝宝可能有不愉快的看牙经历,在以往的看牙过程中受过惊吓,或者经常去医院,害怕牙医,更怕那些钻头在嘴里"吱吱"的响,孩子无法克服这种恐惧,在看牙时会出现哭闹等不配合的表现。

需要治疗的牙齿数量较多的孩子 已往未注重患儿的口腔保健,来医院看牙时已经有多颗虫牙的孩子可以选择口腔全麻治疗,一次性看好口腔内所有需要治疗的牙齿。

有全身因素考虑的特殊儿童 如脑瘫、自闭症患儿。

有情感问题的特殊儿童 因为心理问题或者情感缺陷,这类宝宝不能忍受牙齿治疗。

全麻看牙安全吗?

家长们最为担心的就是全麻的安全问题,患儿在全身麻醉过程中处于深度睡眠状态,不会突然醒来,也不会感到痛苦,治疗结束后才会苏醒过来。这种方法起效快、复苏快,不需要住院或进手术室,在门诊的全麻治疗室就能进行。另外,在实施麻醉及口腔治疗的整个过程中,医生、护士、麻醉师会进行密切观察,保证每个环节都能做到万无一失。目前为止,世界各地对儿童在全身麻醉前后的智力测评,生长发育评估的结果,均未发现全麻对智力、身体发育有任何影响。

全麻治疗前后应知道的问题

在治疗前，家长要了解治疗方法，做到心中有数，并按医生要求完成相应的身体检查，包括血液、尿液检查、胸片以及牙齿检查。要向医生如实反映孩子的全身情况，是否有慢性疾病，如哮喘、癫痫、先心病等疾病，还要了解费用问题等，充分了解情况后签署全身麻醉及牙齿治疗的知情同意书。

治疗前禁食禁水，以防术中发生胃内容物反流，引发窒息。

治疗结束后，家长不要急于带宝宝回家，要留院观察2小时以上，等医生确认后才能回家。回家后让孩子尽量平躺，没有恶心、呕吐等胃肠道反应后才能喝点温水、稀粥等流质饮食。

未拔牙的患儿在治疗当天就应开始认真刷牙，有拔牙的患儿应避免进食热辣等刺激性食物，于次日晨起再刷牙漱口。

由于全身麻醉需要气管插管，有些孩子在治疗结束后会出现声音嘶哑，嗓子不舒服的表现，一般几天就好。如出现嗓子发炎，可按照医生的话给孩子吃点消炎药。

最好的牙医是爸妈

"爸妈是孩子最好的牙医"，家长应担负起下一代早期口腔健康教育和护理的神圣责任，但并不是每一位父母都能掌握正确的方法。

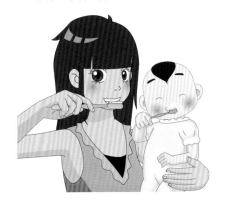

培养良好的口腔保健习惯

首先，家长自己要做一个好榜样，按时刷牙，因为父母的行为会最有效最直接地影响孩子。孩子的模仿能力很强，和爸爸妈妈一起刷牙会觉得更有趣。爸爸妈妈可以通过牙模型跟孩子一起玩刷牙游戏，这样孩子就知道了上下牙齿都要刷,里里外外都刷到。还可以跟孩子一起开展刷牙计时赛,如鼓励孩子坚持刷牙 2 分钟,准备一个计时器,将时间定在 2 分钟,看谁能持续的更久,如果孩子坚持到 2 分钟,妈妈可以给孩子奖励。让孩子对着镜子练习刷牙,这样他(她)会对刷牙这件事情有个形象的认识。还可以在家里形成规矩:临睡前先刷牙再听故事。让孩子乐于刷牙,乐于接受爸爸妈妈的检查。总之,不要让刷牙成为孩子的负担,如果孩子强烈反对,也可以暂时放弃,慢慢引导和培养孩子刷牙的习惯。

重视口腔定期检查

随着人们生活质量的提高,很多人已经意识到身体健康的重要性,但却很少有人在没有口腔疾病或没有察觉到有口腔疾病的情况下,定期到医院进行口腔健康检查,很多人都是觉得自己的牙齿不舒服了才去就医,等到真正治疗时才发现牙病已经很严重,如果能定期检查及早发现就会减轻痛苦、减少花费。通过定期口腔检查可以将疾病控制或预防在萌芽状态。定期口腔健康检查对于学龄儿童更为重要,儿童正处于乳恒牙交替期,口腔状况变化快,乳牙龋齿的患病率高。定期进行口腔健康检查可以了解乳牙有无龋齿及脱落情况,恒牙胚的发育状况,以及牙列发育、咬合关系的建立等,便于早期发现问题,并及时解决。还可以有效地预防成年后牙齿的畸形发生。定期口腔检查(半年左右)可以进行口腔咨询,获得保健知识,学会正确而有效的自我口腔保健方法,利于维护口腔健康,并能给孩子创造一个提高牙齿保护意识的概念。

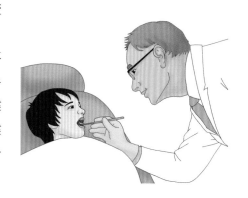

护牙意识灌输

可通过睡觉前给孩子用童话的形式讲述口腔健康的重要性,日常生活中经常用护牙常识的绘本或视频给孩子灌输护牙小知识,让其对口腔保健有个初步概念,周末带孩子参加宣传爱护牙齿的公益活动等灌输护牙的常识。

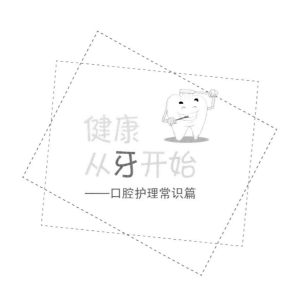

健康
从牙开始
——口腔护理常识篇

龋齿预防篇

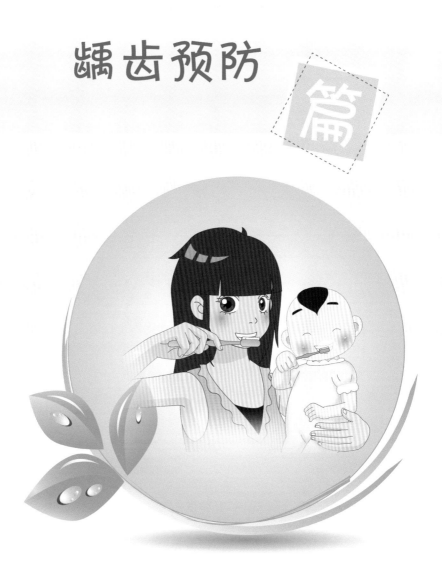

龋齿是什么

龋齿,又称"虫牙""蛀牙",是与细菌相关的疾病。牙齿坚硬的组织因细菌的破坏变得敏感脆弱。如果不及时治疗,病变继续发展,形成龋洞,最终牙冠及牙根被完全破坏,其结局就是牙齿丧失。龋齿是人类最普遍的疾病之一,世界卫生组织已把它与肿瘤和心血管疾病并列为人类三大重点防治疾病。

究竟是什么导致了虫牙发生呢? 说起来也简单,就是吃进嘴里的糖类食物贴在牙面上,与唾液混合后形成了细菌繁殖产酸的温床,酸性物质长时间侵袭牙齿,使牙齿脱钙,慢慢软化崩解产生了龋洞。当然,不是所有人都容易长虫牙,与个人的体质也有关系。

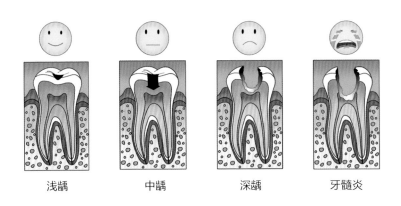

浅龋   中龋   深龋   牙髓炎

有时候我们看到的虫牙表现不一样,这是因为它的严重程度不同。龋坏比较浅时,我们可能没有明显觉得不舒服,只是牙齿表面没有了光泽,变成一种特殊的白色,或者被食物里的其他色素染色,变成棕色、褐色。龋坏进一步发展时,牙齿就会对冷、热、酸、甜刺激感到酸痛或敏感,牙齿颜色变为灰白、黄褐甚至棕黑色,这个时候牙齿上就有小洞出现了。龋坏很深时,牙齿变黑,牙齿上的小洞变大变深,对冷、热、酸、甜等刺激疼痛感加重,但是去除刺激后立刻就不疼了,自己待着也不疼。

当然,如果我们一直任其发展,细菌就会长驱直入,侵袭牙髓,这个时候问题就大了,不光有刺激才疼,自己待着也可能疼,甚至疼得睡不着觉,伴随体位

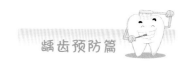

的变化,疼痛更剧烈。

掌握龋齿的自我检查方法,及时去看医生,就可以将损害降低到最小,我们可以从下面几个方面检查:

自觉症状 在牙齿遇到冷热刺激或吃酸甜食物时,有酸痛不适的感觉。

牙齿颜色 仔细观察牙齿有无颜色的异常改变,注意后牙咬合面、门牙之间的牙缝处、牙颈部等是否有颜色的改变。如果咬合面的窝沟处颜色像墨汁滴在纸上晕染的样子(墨浸状),有可能牙齿已发生了龋坏。

牙齿形态 龋坏的牙齿的表面会形成洞,有的会有牙齿小碎块脱落。

牙齿质地 发生了龋坏的牙齿质地会变软。

有以上异常改变或症状时,建议及时去医院做进一步检查及必要的治疗。

不吃糖,勤刷牙,就能"逃离"虫牙了吧

龋齿的发生与糖有密不可分的关系。很多人在日常生活中注重限制糖总量的摄入,却忽略了对每天糖摄入次数的限制,也忽略了其实大量食物中都含有"隐形的糖"。事实上,每天摄入糖的次数对牙病的影响更大。

蛋糕、巧克力、糖果,这些具有显而易见甜味的食物很容易被细心的消费者列入黑名单,但是咸饼干、膨化食品这些没有明显甜味的零食,甚至米饭馒头等主食,是不是从来没引起你的重视?事实上,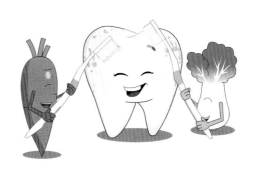这些食物含有丰富的糖类,容易滞留在牙齿表面发酵产酸,成为虫牙的重要发病原因。所以,吃完食物后及时漱口、刷牙就显得尤为重要。同时蔬菜水果中的纤维也能帮助你清洁牙齿,养成食用新鲜蔬果的好习惯也会帮助你成为护牙达人!

很多人看似每天都刷牙,但是你的刷牙真的奏效了吗?有些人只专注于早晨清新的口气,却忽略了睡前的"功课"。其实,保持睡眠状态下的口腔清洁

对于预防虫牙更为重要。

另外,你能否保证刷牙时"面面俱到",照顾好每颗牙齿呢! 口腔保健无小事,刷牙也不例外。只有掌握正确的刷牙方法,把牙齿的每个面刷到,时间大约 3 分钟,再加上每天坚持使用牙线,才可以有效地保护牙齿的健康,预防牙病。

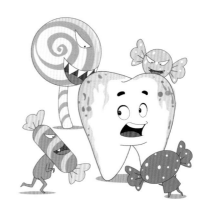

虫牙,原来可以预防

虫牙是这样发生的

导致虫牙的细菌以糖类为"食物",经过一系列反应在牙齿表面形成牙菌斑,导致牙体硬组织的溶解。所以,预防虫牙的关键在于阻断其发生的链条。

减少糖的摄入　食物中的糖对于虫牙有两方面的贡献。①有助于形成牙菌斑;②为导致虫牙的细菌提供食物。频繁吃糖,口腔中的酸碱度难以平衡,牙齿损伤的时间大大多于牙齿恢复的时间。所以在减少糖摄入总量的同时,强调减少进食糖的频率更重要。

控制牙菌斑　虫牙只有在牙菌斑存在的环境中才会发生,所以,控制这个环节尤为重要。

刷牙　根据刷牙的目的,选择合适的牙刷牙膏,配合使用正确的刷牙方法。

牙线　即使十分认真地刷牙也难以清除两牙接触面的菌斑,所以建议学会使用牙线。

漱口　用清水或漱口水用力鼓动口腔,30 秒后吐出,清除碎屑,同时冲淡食物产酸。

洗牙　定期去专业医疗机构清洁牙齿。牙医不仅提供专业的技术帮你去除牙菌斑、牙石,尽早发现虫牙,还可以结合每位患者的健康状况,口腔卫生情

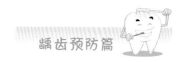

况、生活习惯等制订出相应的口腔维护计划。

增强牙齿抵抗力　氟化物是临床证明最有效的防虫牙制剂,海产品、豆类和茶叶含有合理量的氟,正常食用有利于安全地预防虫牙。如需专业涂氟或使用氟化物,请事先咨询你的牙医。

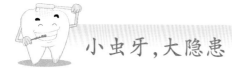

小虫牙,大隐患

很多人觉得虫牙又不是什么大病,用不着去医院。殊不知这是在耽误自己的病情,比如:

孩子乳牙得了虫牙,很多家长不以为然,总觉得换牙后虫牙就没了,并不影响健康。事实上这个观念是错误的。其一,乳牙虫牙会降低孩子的咀嚼功能,影响消化,造成营养不良。其二,龋洞里窝藏着大量脏东西,破坏口腔卫生环境,增加恒牙患虫牙的危险。其三,虫牙还会引发根尖周炎,影响恒牙牙胚,导致恒牙发育障碍。虫牙如不及时治疗,会形成龋洞,如果龋坏程度太深的话,最终可能导致乳牙丧失。这样不仅带来身体上的痛楚,也影响孩子的营养吸收,以及发音和外貌美观,给孩子造成一定的心理负担。

对于成年人而言,龋坏很深,坏到了牙本质或牙髓,就会引起牙神经发炎、根尖周发炎,疼痛难忍,影响正常生活。虫牙残缺不全,无法行使咀嚼的功能,这就加重了胃肠道负担。

虫牙作为口腔病灶,能把病菌传到身体其他组织器官中,引起蜂窝织炎、心内膜炎、慢性肾炎、风湿性关节炎等。对于老年人来说,虫牙会导致牙齿缺失,不利于老年人的身体健康。所以说,如果发现牙齿变黑,或者有洞了,可千万别不上心,或忍着不看病。关爱牙齿,关注口腔健康,别把小毛病越拖越严重。

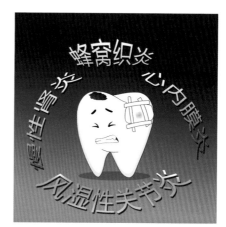

虫牙治疗小贴士

没有累及神经时,虫牙的治疗目的在于阻止病变过程,最大程度恢复牙齿应有的形态与功能。主要治疗方法包括:

使用药物

对于恒牙上面还没有形成洞的浅龋,以及乳前牙的浅龋或中龋,可以在磨除龋坏的基础上用药物治疗,比如氟化钠和氨硝酸银等。

充填牙洞

对于已经有缺损的牙齿,牙科医生会采用充填的方法进行修补。主要过程包括:先去除腐坏的组织以及失去支持的薄弱的牙齿组织,同时按照要求把要充填的洞修成合适的形态,然后再使用充填材料恢复牙齿的形态与功能。常用的材料有银汞合金、光固化复合树脂。由于用银汞合金材料补牙需要预备一定形状的洞形,才能帮助固位,而且颜色不佳,用途不如树脂广泛。

嵌体修补

这种方法是医生与技师合作,将金属或其他材料制成与牙洞适合的修复体,镶嵌在洞里,称为嵌体。主要用于后牙咬合面较大的窝洞或后牙有折裂可能者;邻𬌗面洞充填无法修复邻接关系者;作为一种修复方式的基牙。

虫牙虽然可以通过上面的方法进行补救,但还要定期复查,保持好口腔卫生,避免修复之后再次龋坏,毕竟预防虫牙的发生才是"王道"。

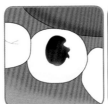
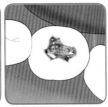
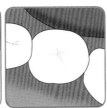

牙洞　　　　　　银汞充填　　　　　　树脂充填

牙根上的虫牙——根面龋面面观

很多老年人牙龈萎缩后，牙根暴露在口腔中，如保护不当就会长虫牙。我们称为根面龋，或者根龋。它早期表现为牙齿根部表面有一个或多个褪色的小点，边界比较清楚，可出现黄色或黄褐色，表面松软，没有明显的龋洞形成。有时龋坏停止发展，变成静止龋，表面可变成棕色或棕黑色。如果虫牙发展到龋洞，这时洞的边缘常常显得很光滑，用牙科器械刮除时呈片状的脱落。龋坏常常沿水平方向扩展，与相邻的龋坏融合，最后变成环绕整个牙根的环形损害，有的甚至导致牙冠掉落。所以，患了根面龋要及时到医院就诊。

如何预防根面龋呢？首先，正确的刷牙必不可少。很多老人总是横着刷牙，把本身就脆弱的牙颈部刷的更薄，甚至刷坏了牙根。其次，预防牙龈萎缩也很重要，应戒除吸烟的习惯，因为吸烟已被证实是引起牙龈萎缩的原因之一。此外，要及时治疗牙周疾病以及影响牙周健康的全身疾病。

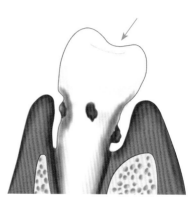

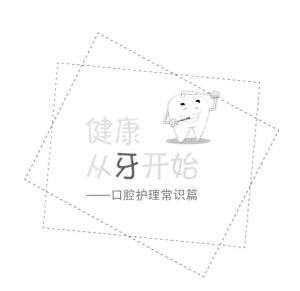

健康
从牙开始
——口腔护理常识篇

口腔正畸篇

牙齿矫正的3种误区

很多人对牙齿矫正都存在这样或那样的疑问,也因此产生了一些错误的认知,下面这3种误区是普遍存在的。

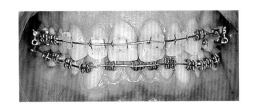

牙齿矫正只适合小孩子

很多人认为牙齿矫正只针对小孩子,成年人并不能进行牙齿矫正。这种观点是错误的。成年人的生长发育停止后,牙齿基本定型,同样可以进行牙齿矫正。当然,如果成年人患有其他的牙齿疾患,如牙周病、龋病、牙齿缺失等,就需要在矫正治疗前咨询其他专科医生,完善治疗后再进行。

牙齿矫正很痛并且不能正常进食

多数人在矫正开始或加力后,都会有3~5天感到轻微的疼痛和不适,但都是在可以忍受的范围内,属于正常反应,数天即可缓解。另外,牙齿矫正期间是可以吃东西的,只是不可用牙齿咬嗑及吃很黏很硬的东西,以免影响牙齿矫正效果。

牙齿矫正需拔牙,而拔牙会对身体造成不利影响

医生在进行牙齿矫正治疗方案的选择时,会根据我们自身的条件选择最佳的矫正方法。拔牙只是部分牙齿畸形矫正必须采取的步骤。此类人多是因为牙齿拥挤,或者牙齿前突,为了使牙弓获取足够的间隙,而必须选择拔牙,让牙齿重新排列,改善面部美观,但这并不会对健康有什么不利影响。

矫正牙齿后的护理——帮你遇见更好的自己

护龈护齿六宗"最"

1. 最理想的是每餐后刷牙,尤其是晚饭后,认真刷好每颗牙齿。

2. 最少每天全面清洁一次牙缝,尤其是临睡前。

3. 最好使用含氟牙膏、含氟漱口水。

4. 最适宜随身携带牙刷和牙线,便于随时呵护牙齿。

5. 最好避免较硬较坚韧的食物(蟹类、坚果、口香糖等),小心保护矫正器。

6. 最重要的是遵从医嘱,及时复诊,保护牙龈牙齿健康。

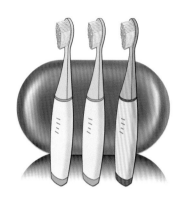

清洁护理产品的选择

正畸牙刷 刷毛呈 V 字型便于伸进矫正器上部下部的小空间,清洁躲在里面的食物残渣和牙菌斑。

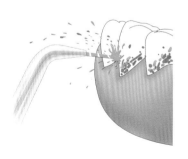

牙缝刷 有非常小的刷头和优质刷毛适用于清洁钢丝和牙缝。

电动牙刷 设计有专门针对清洁矫正器的刷头。

冲牙器 作为牙刷的延伸辅助产品,利用流动的脉冲水去除牙菌斑和牙龈线下食物残渣。

牙缝刷的"真相"

许多人在来医院就诊之前,也许从未听说过牙缝刷。这样看来,牙缝刷的身份朦胧而神秘。牙缝刷到底长什么样子? 有什么作用呢? 且看笔者一一为你揭开谜团。

通俗点讲,牙缝刷就是迷你版的牙刷,又叫间隙刷。顾名思义,这个工具可以有效清洁牙刷刷不到的死角,清除牙垢及齿间残留物(菜渣、异物、菌斑等)。牙缝刷分为刷头和刷柄,刷头呈锥体形,可拆卸。使用时应根据牙缝宽度,选择合适的刷头,并定期更换(常规建议每周更换一次,可以配合牙膏一起使用)。使用时将牙缝刷慢慢插入牙缝中,前后移动即可。

适用人群

牙间隙增大者 这类人群通常有牙缝较宽的临床体征,牙缝刷可以凭借灵巧的身型有效清洁牙刷无法触及的区域。

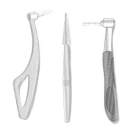
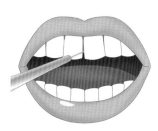
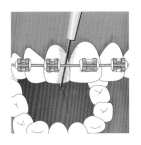

配戴矫治器者 牙缝刷可有效清洁矫治器与牙齿之间的空隙。

有较高口腔护理(牙周病预防)意识的人群 牙缝刷有按摩牙床,促进牙周血液循环的功效。

戴上牙箍后,该怎样刷牙

牙箍,也就是临床上说的矫治器,牙齿戴上它就像孙悟空戴上了紧箍咒,不仅吃东西变得斯文秀气,而且吃完后想要保持口腔卫生的清洁也绝非易事。如果只是草草地刷一下,食物残渣、细菌就可能会黏附在牙面和矫治器周围,容易造成牙龈发炎、蛀牙甚至更严重的口腔问题。

那么戴上牙箍后该怎样刷牙呢?

第一步:首先应选择一把合适的牙刷,以小刷头、硬度适中的牙刷为宜。

第二步:清洁牙齿之前将矫治器上面的橡皮筋和可拆卸部分取下来,做这个步骤的时候要小心,最好对着镜子拆卸。然后用刷头在每一颗牙的表面轻轻打圈。

第三步:将牙刷以45°放在牙齿和牙龈交界处,轻施压使刷毛进入牙箍与牙面之间水平轻刷。

第四步:刷牙齿的咬合面和牙齿内侧,也就是靠近舌头的一侧,需要注意的是刷前牙的内侧时可以将刷头竖起来进行清洁。

小贴士:刷牙时力度要适当,幅度不要过大。力度太大,易引起牙箍上的小片脱落,力度太小不易刷净牙齿。刷完后应照照镜子检查一下是否干净。

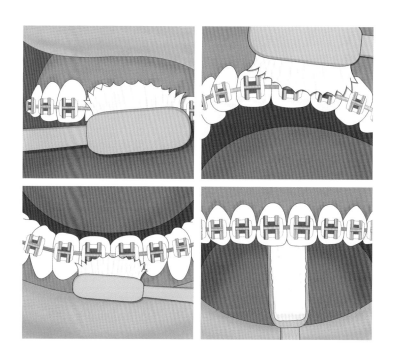

戴上矫治器后的饮食须知

1. 在矫正初期，多数人会感到疼痛和不适。此时我们可以吃些软的食物，喝些稠粥、烂面条。疼痛消失后，就可以恢复正常饮食了。

2. 少吃或避免吃坚硬的食物，比如坚果、骨头、螃蟹等。大块食物如苹果、梨、桃子等要切成小块后再吃，避免碰到矫治器附件，导致脱落，影响治疗效果。肉类也不能直接啃咬，要处理成小块后放入口中咀嚼。

3. 矫正期间少吃零食，尤其是口香糖、奶糖、年糕糯米类制品，这些食物容易粘在矫治器附件上，难以清除，在清除过程中也容易出现附件松动、脱落的现象，影响治疗效果。

4. 尽量不喝含糖量高或者碳酸性饮料，比如可乐、雪碧、果汁等。注意口腔卫生，防止龋齿的发生。

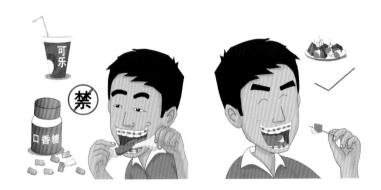

保持器——牙齿矫治效果的维持者

当拆除矫治器，矫治阶段已经结束，但这并不意味着万事大吉，因为此时牙齿在新的位置上还没有稳定，仍然有可能回复到原来的畸形位置，也就是我们常说的复发。为了防止复发的发生，我们需要在拆除矫治器后的一段时间内配戴保持器。

　　配戴保持器是矫治后期的一个重要阶段,也是整个矫正计划的一部分。保持器与矫治器不同,矫治器的目的是使牙齿发生移动,是主动的作用;而保持器的作用是使牙齿不移动,是被动的作用。保持器一般不产生矫治力,一旦牙齿移动出现复发,保持器本身很难补救。因此保持器一定要按照医生的要求戴用,并按要求复诊。戴用时间因人而异,存在较大的差异,牙齿比较稳定的患者使用保持器的时间较短,牙齿不稳定的需要的时间较长,因此,拆除矫治器的最初 12 个月,每个白天和晚上都要戴用保持器。

　　由于保持器会影响咬合时上下牙齿的紧密接触,吃饭时需要摘下;刷牙时摘下保持器,并清洁干净,其他时间要坚持戴用。此后改为夜间戴用保持器 6 个月,并在后续的 6 个月内隔夜戴用直至摘除,保持期至少需要 2 年。对于年龄较小,还有生长发育潜力的患者,保持器一般要使用到生长发育结束。对于有些极易复发的畸形,例如牙间隙、牙齿严重扭转,需要更长时间的保持期,甚至终身保持。原则上至少要一年半以上。有的人可能需要很长时间,甚至要终生保持。如果保持器损坏或丢失应该及时就诊,否则短时间内就可能造成复发。

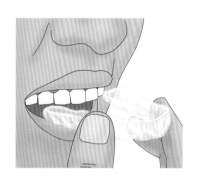

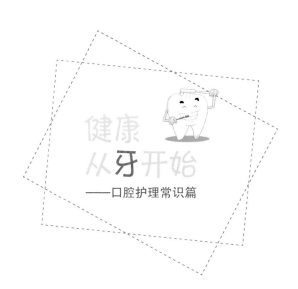

健康
从牙开始
——口腔护理常识篇

牙周篇

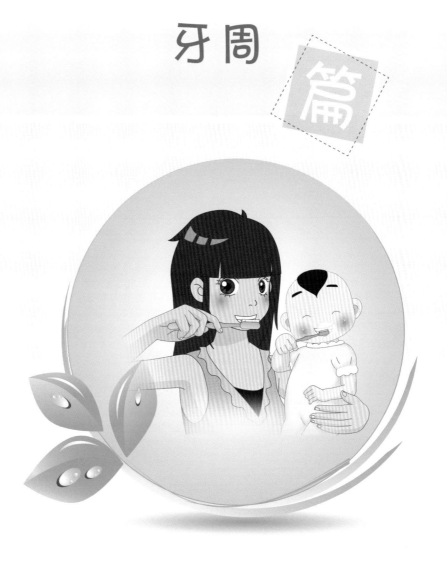

什么是牙龈炎

我们牙齿周围有四种组织：牙龈、牙周膜、牙槽骨和牙骨质。牙龈大家最熟悉，也是唯一直接暴露在口腔中的组织。由于它不断地接触来自外界和口腔里的各种刺激，同时也受身体代谢、免疫系统和疾病状态的影响，这就使得牙龈组织发炎变得常见。

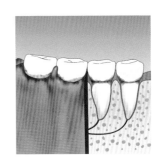

究竟是什么导致了牙龈炎呢？

其实"元凶"只有一个，就是大家常听到的"牙菌斑"。长了牙石（菌斑、食物残渣等累积而成）、食物塞牙、假牙不合适、牙齿错位拥挤、用嘴呼吸……这些因素都会导致细菌大量堆积在牙龈边缘，形成菌斑，刺激牙龈发生炎症。

牙龈炎有哪些表现呢？

牙龈出血 最常见的就是刷牙或者咬苹果时牙龈出血。一般没有自发出血，大家注意区分。

牙龈变色 正常的牙龈是粉红色的，发炎时变为鲜红或者暗红色。

口臭 很多有口臭的人认为自己存在肠胃问题，殊不知是牙龈或者牙周组织发炎了。

牙龈炎怎么预防呢？

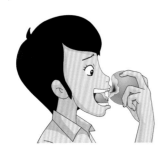

使用软毛牙刷 用软毛牙刷刷牙对牙齿、牙龈的健康起着至关重要的作用。

认真刷牙 进食食物后，软垢会附着在牙齿与牙龈的表面，如果不及时的去除，就会导致牙龈发炎，要坚持早晚刷牙，尤其是睡觉之前刷牙是非常有必要的。

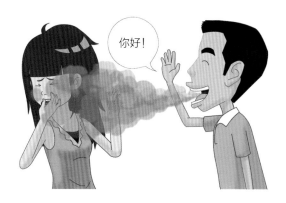

　　每天应使用牙线　牙线可以清除两牙之间的食物残渣,牙缝过大的还可以使用牙缝刷,防止牙垢和牙结石的形成。

　　定期洗牙　我们应该每半年到一年到医院洗一次牙齿,去除牙面上的牙石和菌斑。

什么是慢性牙周炎

　　如果牙龈炎没有得到足够的重视,病情长期积累就会发展到慢性牙周炎。由于整个牙周组织都被累及,这个时候的表现就比牙龈炎要严重了。

　　牙龈炎症　牙龈肿胀明显甚至增生,医生用探针检查容易出血,甚至流脓。

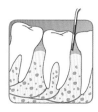

健康的牙龈
健康的牙龈是坚固的,不会出血,牙龈紧密地分布在牙齿的周围。

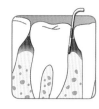

牙龈炎
牙龈中度感染,可能会出现红、肿,并且在刷牙过程中可能出血。

牙周炎
牙龈开始与牙齿分离,并萎缩,这会使牙菌斑开始侵袭牙根以及支撑牙齿的纤维与牙槽骨。

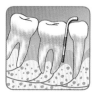

晚期牙周炎
支撑牙齿的纤维与牙槽骨已经受到损伤,牙齿变得松动,可能需要拔除。

出现牙周袋　即牙龈与牙根之间形成了小口袋。

牙菌斑在牙周袋里有了更舒服的繁殖空间,对牙齿周围支持作用的骨质侵蚀得越来越多,导致牙龈萎缩。

牙根长虫牙　随着牙龈萎缩,牙根慢慢地暴露出来,牙根表面没有牙冠结实,容易被侵蚀龋坏。

牙齿松动　随着牙龈萎缩、牙槽骨吸收,牙齿赖以生存的土壤流失了,牙齿也就失去了支持,逐渐松动,最终脱落。

塞牙　牙齿松了、位置变了,牙缝大了,食物就容易嵌塞。

逆行性牙髓炎　牙齿本身没有龋坏,但细菌从感染的牙周组织侵入,进入根尖,感染牙髓,引起牙髓炎。

明显的口臭　牙周袋流脓,牙齿缝隙里有食物残渣嵌塞,就能引起口臭。

牙龈萎缩、牙槽骨吸收乃至牙齿松动都是不可逆的,因此,早期预防牙周问题至关重要。

慢性牙周炎对全身健康的危害

很多人不重视牙周炎,觉得不算病,最坏也就是掉牙,殊不知牙周病会对全身健康造成危害。

对消化系统的影响　口腔是一个开放的通道,口腔内或者牙周袋内的大量细菌可以直接进入呼吸道和消化道,尤其是对于抵抗力较低的人,可造成深部组织和器官的疾病,诱发或加重慢性胃炎和胃溃疡的发生。

对内分泌系统的影响　糖尿病患者全身抵抗力低下,在口腔局部牙周组织的防御技能也十分薄弱,因此糖尿病患者中,牙周炎的发生率和疾病严重程度都高于非糖尿病患者。牙周状况明显好转后,患者的血糖也同时得到了控制。由此看来,牙周炎与糖尿病之间相互影响。

对心血管疾病的影响　牙周病引发冠心病、急性心肌梗死的发病概率高出正常人很多,所以牙周病不可小觑。

对生殖系统的影响　牙周病可能对于一些妇女的妊娠有不良影响,易分娩早产儿、低体重儿。

牙周问题早解决——聊聊"洗牙"的几个误区

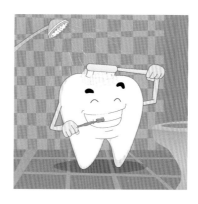

不论是牙龈炎还是牙周炎,由于罪魁祸首都是牙菌斑,因此预防与治疗的关键就是控制菌斑。我们平时刷牙就是自我清除菌斑的主要手段。当牙周问题日益严重,单凭刷牙无能为力的时候,医生就要上场了。平时常说的"洗牙",即龈上洁治术,就是牙龈炎主要的治疗方法,也是治疗牙周炎的第一步。

现在洗牙通常是用超声波震荡的方式将牙龈上面堆积的菌斑牙石打散、去除,治疗时能够听到"吱吱"的高频震荡的声音。洗牙是一种很常见的牙周治疗方法,但大家对它的认识存在一些误区,需要澄清一下。

只要认真刷牙就不用洗牙 错误。牙菌斑生长速度很快,彻底清刷后半个小时内就会形成新的菌斑。我们不可能不停地刷牙,更何况很多人刷牙方法不正确,很多地方刷不到,时间长了就长了牙石。因此,成年人最好每半年至一年就到正规医院检查一次牙齿,如果有牙石沉积了,就要洗一次牙。

洗牙会让牙齿变白 错误。健康的牙齿表面包绕一层釉质,较为透明,釉质里面是淡黄色的牙本质,因此牙齿的颜色略微带些黄色。平时我们的牙齿表面会积累一些色素,使牙齿的颜色不太美观,而洗牙则可以最大程度的去除色素,所以洗牙后牙齿有一定程度的变白,但这种改变非常有限,只有专业美白技术才能明显改善牙齿颜色。

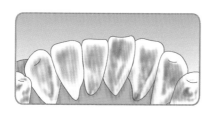

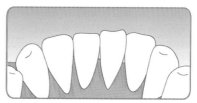

洗牙会损害牙齿 错误。正确的洗牙不会损害牙齿,因为牙齿表面的釉质非常坚硬,强度远远大于洗牙造成的影响。洗牙后抛光的材料也不会磨损牙齿。

洗牙会使牙缝变大、牙齿变长 错误。事实上有炎症的牙龈本身就肿胀,加上牙石的堆积把牙缝塞满了。洗牙去除了牙石,牙龈肿胀也慢慢消退,牙缝就明显了;同时用舌头舔起来牙齿的外形感觉更明显,好像是"变长"了,其实这是复原了牙齿的本来面目,可不是洗牙造成的。

洗牙会使牙齿酸痛 错误。牙齿的外层被厚厚的牙石裹住,洗牙去掉牙石后,牙齿暴露在久违的环境里,难免有种种不适的感觉。对于健康牙齿而言,这些酸痛之类的敏感症状大多在洗牙后一两个星期逐渐消失。如果牙齿堆积的牙石过多,医生可能建议分次洗牙,结合抗炎治疗或进行脱敏治疗,就可以减轻酸痛感。定期洗牙,牙石没有大量产生,比较松软,容易去除,也不会造成牙齿敏感。

颌面外科 篇

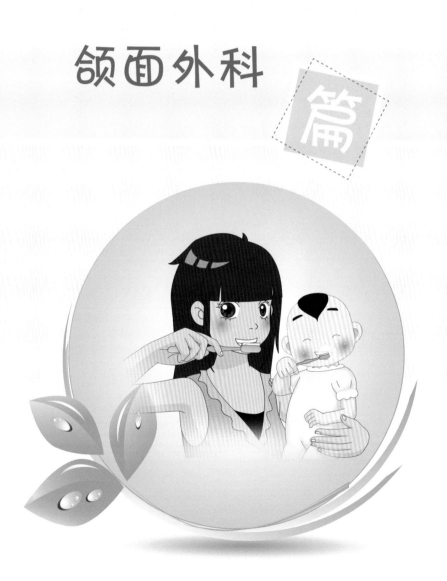

智齿二三事

智齿，也叫智牙、智慧齿、立事牙，是牙槽骨最里面靠咽喉位置上下左右各一颗的第三磨牙。大家如果不清楚自己是否长了智齿，可以从门牙中间的牙缝开始，从一侧门牙向里面数牙齿，如果数到了第八颗，就是智齿。大多数情况下这四颗牙开始萌出的时候正好是 20 岁左右的年纪，人们的身心状态刚刚开始成熟，于是被看成是"智慧到来"的象征，故称为"智齿"。智齿的萌出个体差异非常大，有的人一辈子都不长，有的人不到 20 岁，甚至更早些就长全了，还有些老年人随着其他磨牙的脱落，牙槽骨的吸收埋伏在牙槽骨里的智齿才被动地"长"了出来，这些都是正常的生理状况。此外，这四颗牙不一定一起长出来，也不一定都能长出来，也许只长出了一两颗就"休息"了，不再继续萌出。

智齿往往"来者不善"，这是因为智齿是最后一颗萌出的牙齿，等到长智齿的时候其他牙齿已经把颌骨的位置占满了，所以智齿没有足够的空间生长，就会长歪，或者长不出来，也就是所谓的"阻生智齿"。阻生智齿萌出的时候会用力把前面的牙齿挤到一起给自己留出位置，就会导致牙齿排列不整齐。七扭八歪的智齿会导致与前牙的缝隙很紧，无法清洁，导致前面大牙的虫牙，这种虫牙由于位置很深，很难被发现，等到牙疼了再到医院检查，感染通常已经到了牙神经，需要做杀神经的治疗。智齿萌出不完全时，通常只露出了半个牙，还有大半个被牙龈覆盖，这半个牙和牙龈之间特别容易藏污纳垢，时间久了滋生大量细菌，当我们抵抗力差的时候就会发炎，导致牙龈肿胀、咬合疼痛，严重的还会出现吞咽疼痛，张口受限，面

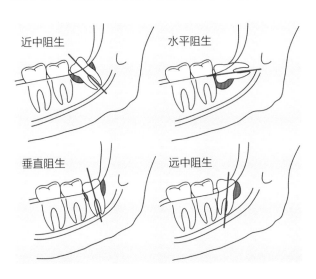

近中阻生　　　　水平阻生

垂直阻生　　　　远中阻生

颊、颌下及颈部肿胀,发热、寒颤等全身感染症状——就是人们常说的智齿冠周炎。反复的冠周炎还会导致邻近牙齿牙周炎症、牙齿松动等等。有些部位的智齿萌出后,对面的智齿没有萌出,所以没有牙齿和它咬在一起,于是它就越长越长,甚至咬到对面的牙龈上造成溃疡。过长的牙齿和前牙之间容易塞牙,反复塞牙也会引起虫牙、牙周炎导致牙齿疼痛、松动等症状。

智齿为什么不能像其他牙齿一样乖乖的长出来呢? 这是由于人类在进化的过程中,食物越来越精细,需要咬合的力量不再像猿人一样那么大,所以人类的颌骨逐渐从猿猴的凸面型,变成了现代人的面型。颌骨变小了,留给牙齿生长的空间就小了,作为最后一个萌出的智齿也就逐渐失去了功能,反而引起这样那样的问题。所以除非是排列整齐而且有良好咬合关系的智齿,其他各种可能祸害其他牙齿的"害人"智齿最好拔除。

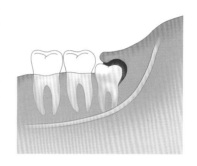

智齿发炎处理

智齿发炎的时候,我们常会自觉患区胀痛不适,咀嚼、吞咽、张口活动时疼痛加剧。炎症进一步发展,累及相关肌肉,出现下颌角区肿胀,伴有不同程度的张口受限甚至不能开口。有时伴有全身症状,如发热等。

在急性期,一般医生会指导我们先消炎、止痛,必要时切开引流,增强全身

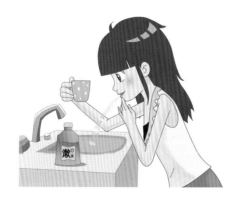

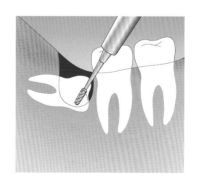

抵抗力。当炎症缓解后，再考虑拔除。

那么在家里如何处理急性发炎呢？可以考虑用清水或盐水漱口，或用口腔含漱液漱口。

如果炎症很厉害，没有及时控制，那就需要尽快到医院处理，医生会根据情况开消炎药、输液来控制炎症。当急性期过去后，应拔除智齿，避免再次发炎。

得了牙病，就要拔牙吗

牙齿得病后是应当保守治疗，还是应当将患牙连根拔起？这是让每个人都感到头疼的问题。原则上来说，经过治疗后能恢复功能的还是应当尽量保留，但是仍有一部分牙病因为没有及时医治，而到了无法挽回的地步，需要拔除。常见的有：

牙体缺损过大，无法修复的牙齿 虫牙时间过长，牙齿长时间受到细菌的破坏，只残留部分牙冠或牙根，现有的治疗手段无法恢复原有形态及功能，如不拔除，不仅影响进食，还会引起牙齿周围发炎、化脓。

严重松动已无法治疗的牙齿 严重松动的牙齿，不但丧失了咀嚼功能，还会影响其他健康的牙齿和口腔卫生。

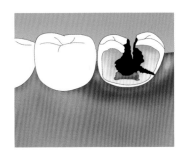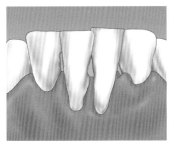

牙齿挫伤、折断而又无法治疗的牙齿 这种牙齿已失去了保留价值，如不拔除不仅在咀嚼食物时会引发疼痛，久而久之甚至引起发炎、化脓、颌骨破坏。

不宜保留的智齿 位置不正常、萌出不佳或经常发炎的智齿需要拔除，如果不及时处理，不仅会诱发炎症，甚至会使邻近的牙齿发生损坏。

当然，患有牙病的牙齿何去何从，最终还是要听从医生的专业意见。

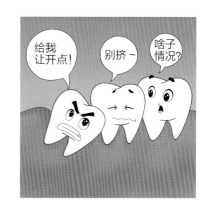

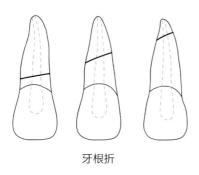

牙根折

拔牙前后那些事儿，你都知道吗

拔牙不是件小事，也需要做好准备。女性在月经周期时不宜拔牙，因为出血会多一些；拔牙前先吃些东西，适当喝些水，避免空腹拔牙出现晕厥。也不能吃太多、太油腻，不然拔牙过程中出现恶心呕吐就麻烦了，会污染创口，导致感染。如果有高血压、糖尿病、心脏病、血小板减少、出血性疾病等慢性或全身性疾病的，一定要提前告知医生，以免出现意外。

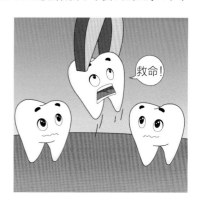

当智齿拔除后，我们往往还持续在紧张的状态中，这个时候要注意：

1. 平静心情，仔细听医生交代术后注意事项，这非常重要！

2. 拔牙后医生会让我们在嘴里咬上纱布或者棉球，坚持咬住 30~40 分钟后才能吐去，别咬太紧或咬得时间过长，不利于伤口愈合。

3. 拔牙当天不能漱口，不要多吐口水，避免出血或感染。特别不要因为嘴里有血腥味就反复吸吮伤口、吐掉血凝块，这会导致伤口疼痛，影响愈合。

4. 拔牙后 24 小时至一周内口水里面有少量血丝很正常，但是如果有大量出血，不容易止住，就需要马上去医院了。

5. 拔牙后 2 小时之内不要吃东西，当天可以吃点儿软的、流质或半流质的食物，比如馒头、面包、面条汤、粥等等，要温凉的，不能吃硬的、热的食物。可以用拔牙的另一侧咀嚼。

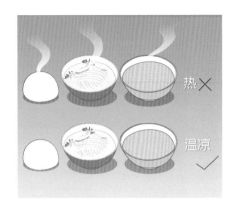

6. 根据医生交代适当口服抗生素，或与静脉输液一起治疗。

7. 拔牙时如果有缝线，一般会在 5~7 天拆线。

8. 拔牙后可以半躺着休息，不要平卧，也不能马上洗热水澡，以免创口出血。

颞下颌关节轶事

"下巴掉了"是咋回事？

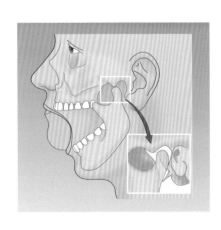

老百姓常说的掉下巴在医学上称为"颞下颌关节脱位"，多是在张口过大情况下发生，比如打哈欠、打喷嚏、大笑、大口进食等。有些人经常发生掉下巴，最有效的预防方法就是在日常生活中避免张口过大，打哈欠时可以尽量的低头，使下巴颏靠近前胸，或者用手拖住下巴，都是防止过大张口的有效方法。尽量少吃较硬的食物，要纠正生活中的不良习惯，不要偏一侧吃饭，要两侧同时用，使咬合更均衡，就能有效预防颞下颌关节脱位。

颞下颌关节疼痛怎么办？

出现颞下颌关节疼痛时，可以用物理疗法缓解疼痛。比如热敷疗法：用毛巾包裹住暖水袋热敷，既能协助吸收汗水，又可防止烫伤，每天 2~4 次，每次

15~20分钟。局部按摩。要注意少大张口、少吃较硬的食物,少说话,尽量让关节多休息。

易被忽视的颞下颌关节紊乱

颞下颌关节紊乱是我们日常生活中较常见的疾病,但很容易被忽视。当出现哪些症状时我们要引起注意呢?

1. 当吃东西或闭口的时候出现"咔、咔"的声音时;

2. 当颞下颌关节区出现酸胀、疼痛,用手指压上去感觉有压痛时;

3. 张口异常,即出现张口容易"卡住"、张口困难、嘴张不大。甚至影响进食时。

积极应对颞下颌关节紊乱

1. 学会精神放松,减轻生活压力。当精神紧张时,全身的肌肉都处于紧张状态,咀嚼肌也不例外,因为咀嚼肌长时间的紧张收缩会导致肌肉的酸痛不适感,不利于颞下颌关节的健康。

2. 在日常生活中要保持良好的头、肩、颈部姿势,不要手托下巴颏,接打电话时也不要把电话夹在耳朵和肩膀中间。

3. 保持心情愉悦,避免紧张、焦虑等情绪,因为一个人的精神心理状态起到至关重要的作用。

4. 避免吃过硬的食物(如脆骨、红薯干等),以软食为主。不要用力叩齿,或长时间咀嚼口香糖,不利于颞下颌关节的健康。

5. 减少刺激肌肉收缩的食物,如:咖啡、茶等。

6. 避免张口过大。

生了兔唇宝宝怎么办

"兔唇",就是人们常说的"豁嘴儿",医学上称为唇裂,与腭裂一起称为唇腭裂,是发生在口腔颌面部最常见的先天畸形。据不完全统计,在我国大约每出生700个新生儿就有一个患有唇腭裂。

民间常流传说"兔唇"的发生和母亲怀孕期间吃了兔肉,被兔子咬等因素相关,其实这种说法是没有科学根据的。"兔唇宝宝"产生原因有很多,比较确切的是和遗传相关,但遗传的类型和相关基因也是多种多样。可以肯定的是,如果父母双方有唇腭裂,生出"兔唇宝宝"的概率会大大增加。唇腭裂患者面临的常见问题包括:唇裂影响鼻唇外形的美观;牙床裂开影响牙齿萌出和排列;腭裂影响患儿进食和说话;有些还伴有上颌骨发育不足等其他畸形。

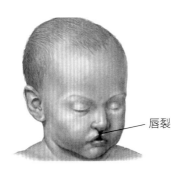
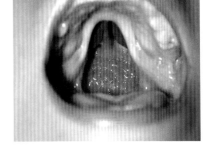

唇裂

有些偏远的地方对唇腭裂这类疾病不了解,生出了"兔唇宝宝"不知道如何治疗,便采取遗弃等消极的态度去对待。其实大多数唇腭裂的患者通过定期的序列治疗,都可以过上和正常人一样的生活。那么生了兔唇宝宝怎么办呢? 应当什么时候治疗呢? 现代的治疗观点认为,唇腭裂患者需要在不同年龄接受不同专业领域不同内容的治疗,医学上称为"序列治疗"。常见的序列治疗流程包括:

3~6 个月	口腔颌面外科或整形科	唇裂修复
8~12 个月	口腔颌面外科或整形科	腭裂修复
2.5 岁	语音治疗专业	语音评价和语音指导
4~5 岁	口腔颌面外科或整形科	必要时咽成形手术及唇畸形修复
9~11 岁	口腔颌面外科	牙槽嵴裂植骨
12~13 岁	口腔正畸专业	牙齿正畸治疗
13~15 岁	整形外科或口腔颌面外科	鼻唇畸形修复

此外,还要进行贯穿患儿生长整个过程的心理评估和心理干预,相关全身其他畸形的治疗等等。

随着孕期超声检查的普及,孕期一些比较严重的唇腭裂患儿是能够被产前筛查出来的。如果父母双方做好准备,就应该积极的去面对孩子的这种疾病,在适当的时候给予合适的治疗,让这些孩子同样拥有灿烂的笑容和美好的明天。

婴儿呛奶要警惕,腭裂修复解难题

随着孕期筛查水平的提高,唇腭裂的患儿中比较严重的患者所占比例逐年下降,但是腭裂——特别是不全腭裂患儿的比例逐渐升高。单纯的不完全腭裂由于发生部位在口腔内,孕期的影像学检查如 3D、4D 超声等很难发现和确诊,甚至出生后都很难被家长发现。但这种患儿如果不在合适的时候通过手术修复腭部裂隙,会导致以后讲话时发音不清,严重影响其日常交流和生活质量。

那么如何尽早发现患儿有腭裂呢？最直接的方法就是扒开孩子的嘴巴,看看上腭有没有裂开,嗓子眼上面有没有小舌头。除此之外,如果孩子吃奶时总是从鼻子里呛出来,就要特别警惕,这种孩子即使嘴里没有看到明显的腭裂,也应当在适当的时候到专业的医院去检查,因为他们可能患有隐性腭裂或者先天性腭咽闭合不全。这种疾病直接影响患者日后的发音,而且和腭裂相比治疗起来难度可能更大也更复杂。

婴幼儿语音发育从 8~12 个月左右开始,因此腭裂治疗最重要的目的就是在语音发育开始之前给患儿一个相对正常的解剖结构以学习说话。所以腭裂患儿如果全身条件允许,应该在 8~12 个月之间接受腭裂修复手术。2.5 岁左右,患儿的语音发育到了一定的水平,这个时候如果孩子喊"爸爸"的时候听起来像"嘛嘛",就可能存在发音的问题,需要到专业的语音治疗机构进行评价和指导。4~4.5 岁时,孩子的语音发育基本完成,如果此时还不能达到相对满意的发音效果,就需要进一步评价腭咽闭合功能,必要的时候需要进行咽成形的手术帮助改善发音。

发现孩子有腭裂不用担心,在适当的年龄接受腭裂手术,90% 的患者都能够达到相对正常的语音水平。其余 10% 的患者通过语音训练和二次手术也同样能在学龄前达到满意的语音效果。

发音不清是难题，着急不能乱投医

孩子咿咿呀呀开始发音，然后学会叫爸爸妈妈，直到学会说话是每一个家长经历过孩子成长的最温馨的过程之一。可是并不是所有的宝宝都能顺利的完成"学说话"这一看似顺其自然但其实极其复杂的过程。宝宝发音一般从8个月左右开始，从无意识的"咿咿呀呀"，到第一声有意识的叫出"爸爸妈妈"需要孩子的听力、智力、神经系统和各个发音器官联合协作才能完成。

现在的家长对待孩子发音不清通常有两个极端：一种是置之不理，认为以后总会自己学会说话；另一种态度是过度要求，孩子才2岁多就觉得孩子分不清"卷舌音""翘舌音"，要求医生治疗。这两种态度都是不正确的。儿童的语音发育一般从1岁之前开始，到4岁半左右结束，这中间是个循序渐进的过程，每个孩子有个体差异，有的孩子确实说话早，但不能要求每一个2岁多的孩子都像小演员一样流利的朗诵诗歌，毕竟有些语音需要等孩子4岁左右才能发清。当然，如果发现自己家的孩子和同龄的孩子差距很大，则需要及时到医院就诊检查是否需要训练或者治疗。

常见的发音不清的原因包括很多，不同的原因，治疗和应对的方法也不同。如果孩子在行为上与其他同龄孩子明显异常，肢体动作协调性、理解能力和表达能力都很差，首先需要考虑智力的问题。

如果孩子在说话时能够表达意思，某些发音固定的用其他音替代，大多需要到医院检查发音器官是不是有问题，如果发音器官没有问题则需要语音训练来改善。如果是发音器官有问题如腭裂、舌系带短、牙齿缺失等，则需要医生通过手术或其他方法治疗后，配合训练来达到相对正常的发音。

如果发现孩子听你说话时总是盯着你的嘴看，发音的时候能够模仿口型但是声音基本上都是错的，则需要考虑听力障碍。

还有些孩子自己说话能够说清，但是不能回答家长的问题，不能和别的小朋友说话交流，就需要考虑是不是有自闭症、孤独症等心理问题。

此外过早接触双语甚至多种语言，可能延迟每一种语言语音的发育。

地方口音和普通话混杂时，也可能使儿童形成不固定的发音习惯，这些需要与真正的发音障碍相鉴别，通常经过稍长的时间能够自行改善。

黏膜病篇

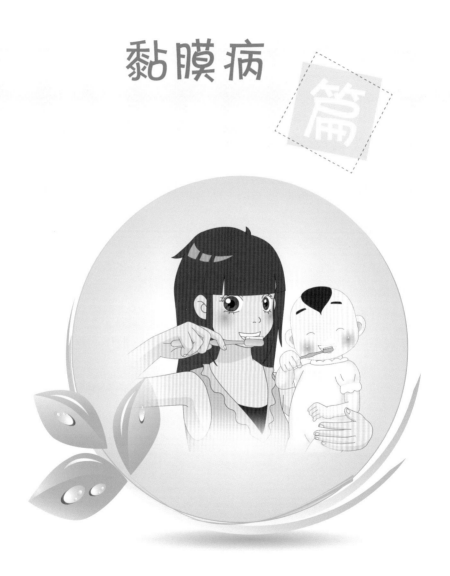

什么是口腔溃疡

　　口腔溃疡,即口腔黏膜溃疡,俗称"口疮",是最常见的口腔黏膜病。说它常见,是因为普通感冒、消化不好、精神紧张、偏食、发热、缺乏睡眠、工作压力大、过度疲劳、月经周期变化、大便干燥,郁闷不开心这些情绪、生活规律发生变化时都会偶然引起口疮发生。实际上口疮与我们人体的免疫力关系密切,当免疫力低下时就可能出现。此外,它与遗传也有关联,父母一方或双方有溃疡,子女就比一般人更容易患病。

　　口腔溃疡有时候一次只长一个,有时候会2~3个同时出现,可以长在嘴唇、舌头、"上膛"(腭部)、"腮帮子"(颊部)等各种地方,但模样都差不多。溃疡多为椭圆形,表面有一层黄白色的膜盖着,有时候这层膜掉了,伤口的地方好像有个小坑,轻轻一碰就疼痛难忍,周围还有一圈红。这种溃疡的特点是有自愈性和复发性,而且部位不固定,一般经过5~7天都能自愈,但有些人总是反复,好了又起。有时候舌头上的溃疡刚好,牙床上又长了新的,所以称作复发性口腔溃疡。

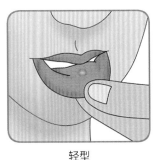

轻型

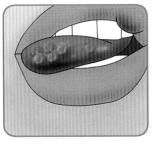

重型

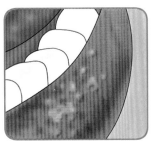

疱疹型

口腔溃疡,预防胜于治疗

　　得了口腔溃疡,最大的痛苦就是吃饭说话都很疼,看了医生后,除了局部

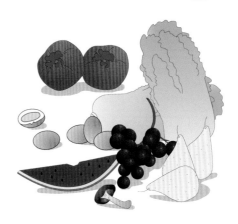

抹点药也没什么别的好办法。实际上，口腔溃疡很大程度上与个人身体素质有关，应尽量避免前面所说的那些诱发因素。最好的办法就是预防，方法很简单：首先要均衡饮食，避免辛辣刺激的食物，多吃水果蔬菜，既补充了身体所需要的各种营养，也可以促进大便通畅。其次保持有规律的生活，保证充足的睡眠，不熬夜。此外，还要保持良好的情绪和心情，少生气。

中医对复发型口腔溃疡的病人除了局部用药以外还配合全身调理，如果是"实火型"的病人，主要表现是面色赤红、脾气暴躁、易怒、大便秘结、舌苔黄厚，对症治疗的办法以泻火为主。如果是"虚火型"的病人，其主要表现是大便稀溏、舌苔薄白、神情虚弱、睡眠不足、食欲不振等，对症治疗的办法主要以温补为主。易患溃疡的人还应当避免黏膜的创伤，如咀嚼脆硬食物、口含尖利物体，进食过热过辣食物或口腔内有尖锐的牙齿残根或假牙部件局部刺激等。

除了一般的口腔溃疡以外，有一类"口疮"需要特别警惕。如果伤口反复溃烂，长时间不愈合，特别是超过一个月还不好，而且用手摸伤口下面的肉变硬变粗糙，就要特别小心，有可能局部发生了癌变，必须及时到医院就诊。

舌头痛——老年人无法言说的痛

老年人由于全身情况复杂，常出现舌头痛，带来很多烦恼。舌头痛的原因复杂多样，可由口腔内感染引起，也可能是全身系统性疾病的表征。引起舌头痛的口腔局部因素包括口腔念珠菌感染、舌乳头炎等，此外有些牙齿因为磨耗，局部出现锐利的牙尖，摩擦刺激舌头，将导致局部充血水肿甚至糜烂出血，也可引起舌痛。引起舌痛的系统性疾病包括能够引起舌乳头萎缩的贫血、干燥综合征、维生素 B_{12} 缺乏、维生素 B_2 缺乏、烟酸缺乏等，也包括没有任何器质性变化的灼口综合征等。

舌头痛发生了,如何应对呢？我们一般建议补充维生素、鱼肝油等营养物质。例如,维生素 B_2 缺乏引起的舌头干燥、烧灼感或者刺痛感,同时伴有的口角炎、唇炎,在补充维生素 B_2 后即可消失。同时,由于引起舌痛病因的复杂性,我

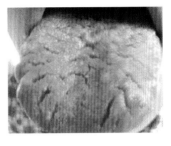

们建议当补充维生素无效时应到医院就诊,排查、诊治口腔局部或全身系统性疾病病因,切忌盲目使用抗生素、消炎药等。

还有一种神经性舌头痛,发作突然,疼痛剧烈,往往在刷牙、洗脸等动作时发生,持续数秒或数十秒即可自行消失,同时连带着同侧的耳朵、皮肤、嗓子都痛,比如舌咽神经痛。

一般情况下,舌痛症状在对症治疗、去除病因,同时注意调整饮食结构、规律作息后可完全缓解,无需过多担心。

槟榔——一级致癌物

我国引种栽培槟榔已有 1500 年的历史,海南、台湾两省栽培较多,广西、云南、福建等省(区)也有。槟榔目前被证实致癌性明确,它与紫外线、烟草、酒精、家居装修常有的甲醛、食物经烧烤煎炸后产生的苯芘类物质、腌渍食品中产生的亚硝酸盐类物质一样,被世界卫生组织列为一级致癌物。

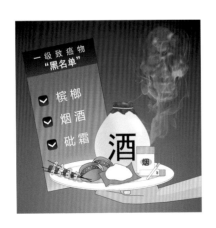

常见的槟榔品种有三类:青果槟榔、烟果槟榔和台湾槟榔。槟榔嚼块是以槟榔果为主要成分,并以叶、花藤和石灰作为配料制成的。

槟榔果:俗称菁仔,含有多种成分,其中"槟榔素"和"槟榔碱"这两种成分经国内外研究结果显示具有潜在的致癌性。

配料:除叶可能不具致癌性外,其他配料(花、藤)皆含有致癌性化学物质。石灰

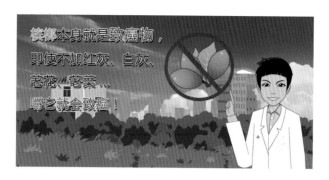

在口腔中形成高碱性的环境,会破坏口腔黏膜的表皮细胞,导致表皮细胞发生增生及变异,进而产生口腔癌。

槟榔与口腔癌的关系

　　世界卫生组织癌症研究中心警告大家:咀嚼槟榔可导致癌症。早在1985年已经证实,把烟草和槟榔叶、果混在一起咀嚼会导致口腔癌、咽癌和食道癌,而最新的研究结果表明,咀嚼槟榔不加入烟草也同样会导致口腔癌发生。2004年,国际癌症研究中心就把中国台湾省和印度列为因好吃槟榔引发口腔癌的流行地区。

　　大家不用怀疑,咀嚼槟榔与口腔癌之间的关系是确定的。槟榔块中的有效成分主要有:槟榔碱、槟榔次碱、鞣酸、儿茶素,这些生物碱通过一系列生物作用,对细胞具有毒性作用,与口腔黏膜发生反应会导致口腔黏膜下纤维化,这是一种癌前病变(有些病变虽然本身不是恶性肿瘤,但是具有发展成为恶

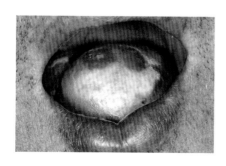

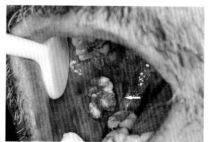

性肿瘤的可能,这些病变被称为癌前病变或癌前状态),是导致口腔癌的主要原因;槟榔提取物可致基因损伤、致突变和致癌。槟榔比较硬,特别是用荖花和石灰包裹后对口腔的磨损更厉害,经常使口腔黏膜处于受损状态,增加癌变几率。最后是烟草(包括嚼食和吸烟)和槟榔"臭味相投",共同促进口腔癌的形成。

与槟榔相关的癌前病变

口腔癌前病变,是指口腔颌面部的某些病变,如口腔颌面部常见的口腔黏膜下纤维化、白斑、扁平苔藓、红斑、乳头状瘤、慢性溃疡、黏膜黑斑及色素痣等。它们本身虽不是癌,但如果不能得到及早治疗又伴随各种不良刺激,就有可能转变成癌。我们下面列举一些与咀嚼槟榔相关的常见癌前病变。

口腔黏膜下纤维化

口腔黏膜下纤维化是一种慢性疾病,50 年代初期印度首先发现此病,也见于尼泊尔、泰国、马来西亚、乌干达等国,南部非洲、美国也有病例报道。在我国,湖南湘潭、台湾省也是高发地区。

这种病好发于 20~40 岁中青年人,男女性别差异不大,口腔里任何地方都可以发生。早期没有症状,随着病情进展,口腔里会有烧灼感,尤其在吃刺激性食物的时候更为明显。大多早期出疱,破溃后形成溃疡。有的有自发痛、口干、味觉减退。后期开口困难,不能吹口哨、吹灭蜡烛,说话及吞咽也变得困难。口腔黏膜变白,不透明,摸上去发硬,可能出现条索。舌头病变时舌乳头萎缩,运动不灵活。

口腔黏膜下纤维化该怎样治疗?

关键:预防为主,防治结合。

去除致病因素 戒除槟榔、烟、酒等不良生活习惯。口腔黏膜下纤维化主要是症状治疗,而最有效的治疗方法是远离危险因子——停止嚼食槟榔。

肾上腺皮质激素治疗 口腔黏膜下纤维化早期局部和全身应用激素治

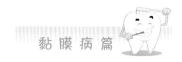

疗,有一定疗效。主要为黏膜下联合注射地塞米松加透明质酸酶。

干扰素治疗　黏膜下注射干扰素对口腔黏膜下纤维化也具有较佳的疗效。

高压氧治疗　高压氧治疗能明显改善局部缺血缺氧状态,增加口腔黏膜下纤维化患者的张口度。

中药治疗　主要采用丹参、玄参、当归、生地、黄芪、红花等。

手术治疗　对于比较严重的患者,手术治疗可以取得比较好的疗效。

得了这种病不必着急,应积极配合专业医疗人员的治疗,经常关注自身的健康情况,按时复诊。同时要加强对咀嚼槟榔危害性的认知,千万不可再次继续食用槟榔,彻底戒除咀嚼槟榔的陋习。远离烟、酒等不良生活习惯,保持健康的生活方式。尽量避免食用辛辣、过烫及刺激性的食物,以清淡饮食为宜。注重口腔卫生、正确刷牙、预防龋齿、定期洗牙、清除牙结石、保持口腔卫生。生活规律、按时作息,勤练身体、从各方面增强体质。通过做感兴趣、有意义的活动,保持良好的心态。定期进行口腔检查,对可能出现的其他疾病做到早发现、早诊断、早治疗。

白斑、扁平苔藓

口腔黏膜白斑常见于颊黏膜、舌、口底和唇角,白斑会慢慢由清白变混白。有可能恶变。

口腔扁平苔藓是最常见的非感染性口腔黏膜疾病,是一种皮肤、黏膜的慢性炎症性疾病,多见于 40 岁以上的女性,并随着年龄增长而症状加重。口腔扁平苔藓的癌变率不高,但是它确实有癌变的可能,因此,扁平苔藓的防治也应得到足够的重视。

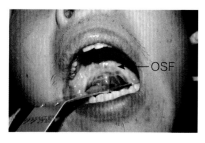

软腭部黏膜下纤维化

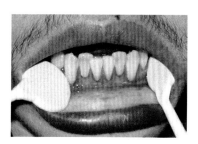

下唇黏膜下纤维化

在咀嚼槟榔的过程中,槟榔对口腔黏膜的局部刺激主要通过以下三方面:一是放在龈颊沟的槟榔块不断与口腔黏膜接触,槟榔块中的生物碱被黏膜吸收而经过细胞代谢;二是槟榔块中的化学成分对黏膜的刺激;三是槟榔子的粗纤维对口腔黏膜的机械刺激,使口腔黏膜出现微创伤。

在口腔黏膜白斑与扁平苔藓的发病因素中,局部刺激因素起着很重要的作用。因此,长期大量咀嚼槟榔是造成口腔黏膜白斑与扁平苔藓的危险因素之一,我们应重视。

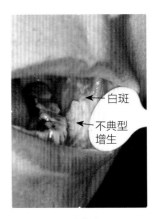

口腔白斑

嚼槟榔的其他危害

脸部变形:槟榔果较大,纤维粗硬,长期用力嚼食,会使咀嚼肌发达,腮部鼓突,表现为脸部变形,如国字脸、青蛙腮,影响容貌美观。

颞下颌关节的损害:由于牙质咬耗以及颞下颌关节面磨损形成咬合改变及颞下颌关节疼痛和病变,使开口闭口时会出现声音,而且关节疼痛,不仅痛苦不堪,治疗也相当困难。

牙磨损:嚼食动作过频,超出正常负荷,会造成牙齿过度磨耗,牙本质或牙髓暴露,造成食冷热食物牙齿过敏疼痛。过度磨损甚至使牙齿裂开或折断。

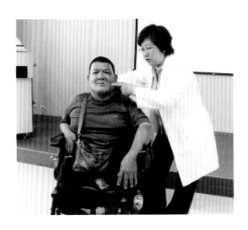

牙周病:由于槟榔纤维粗硬,会刺伤牙龈或堵塞牙缝,造成牙间乳头的压迫而发炎,也由于用力嚼食,对牙周膜造成伤害,使得牙根周围发炎、浮肿、疼痛。另外,由于石灰质和槟榔残渣的堆积,牙结石越结越厚实,使得牙龈受损、红肿、化脓、牙根外露等而产生牙周病变,终至牙齿一颗颗脱落或不得不拔除。

对消化系统的影响：槟榔汁垢可染黑唇缘齿颊，影响美观，损害味觉神经与唾液分泌，妨碍消化机能；槟榔渣刺激胃壁，导致胃黏膜发炎甚至穿孔，影响营养吸收，造成营养不良。

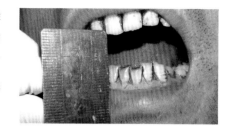

口腔疣状癌，一种特殊类型的口腔癌

肿瘤是机体在各种致癌因素作用下，局部组织的细胞在基因水平上失去对其生长的正常调控导致异常增生与分化而形成的新生物。新生物一旦形成，不因病因消除而停止生长，它的生长不受正常机体生理调节，而是破坏正常组织与器官，这一点在癌症尤其明显。与良性肿瘤相比，癌症生长速度快，呈浸润性生长，易发生出血、坏死、溃疡等，并常有远处转移，造成人体消瘦、无力、贫血、食欲不振、发热以及严重的脏器功能受损等，最终造成患者死亡。

口腔疣状癌

口腔癌是发生在口腔的恶性肿瘤总称，口腔疣状癌是其中的一种亚型，呈疣状、乳头状外观，可见特征性的白色干涩豆渣样癌性角质物，好发于老年男性，生长缓慢，恶性程度较低，很少发生转移且不易复发。其发生与咀嚼烟草、槟榔、人乳头状瘤病毒、口腔卫生不良和不适当的镶牙有关。

口腔疣状癌的治疗

主要包括外科手术治疗，冷冻与"外科刮除"，放疗与化疗结合以及激光治疗等。

口腔疣状癌的预防

1. 避免不必要的长时间光照，防止引发唇癌。

2. 避免吸烟与喝酒。

3. 平衡饮食，粗细搭配，合理营养，避免热饮热食，以免刺激口腔组织。

4. 残根、残冠不能修复的要及时拔除，配戴合适的假牙，假牙不合适需及时就医调磨。

5. 养成良好的口腔卫生习惯。

6. 积极参加口腔癌的防癌宣传，了解预防口腔癌的知识，认识口腔癌的危害性并坚持定期检查。

口腔黏膜如果变成白色、褐色或黑色，意味着黏膜表皮细胞发生了变化。尤其是口腔黏膜变粗糙、变厚或呈硬结，出现口腔黏膜白斑、红斑，很可能已发生癌变。口腔溃疡的病程一般不超过两周，如果烧灼感、疼痛等症状超过两周仍不见好，需警

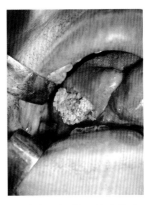

发生在舌部的口腔疣状癌

惕口腔癌的可能，最好到医院及时就诊，早期明确诊断，对症治疗。

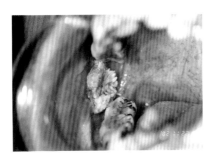

发生在颊部的口腔疣状癌

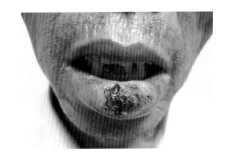

发生在下唇的口腔疣状癌

种植修复篇

牙齿缺失——当牙齿不得不离去时

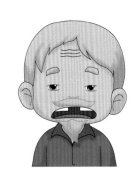

缺牙是我们身边一个常见现象，虫牙、牙周发炎、外伤等都可能导致不健康或不美观的牙齿先离我们而去，医学上称牙齿缺失，或牙列缺损。牙掉了没有及时镶牙会引起很多问题：

吃东西不方便了　牙齿最主要的作用就是帮助我们吃东西。比如，前牙帮助我们切断食物，后牙则是把食物磨碎，这样配合起来才能完成吞咽进食。因此不论我们少了前牙还是后牙，都会影响正常的咀嚼功能，食物没有经过很好的研磨就吞到肚子里，也必然累及消化功能，进而全身健康都会受影响。

不美了　当我们缺少牙齿，特别是前面的牙齿没了，张口说话都觉得不好意思，因为牙不全了，也就不美了。

发音不对劲了　牙齿和发音关系密切，特别是齿音、唇齿音以及舌齿音的发声都离不开牙齿的帮助。比如唇音（播、泼）、舌齿音（支、吃、诗、德、特），没了牙齿发音听起来就会很别扭。

其他组织也受影响　牙齿掉了以后，缺牙区的牙床会逐渐萎缩、变平，两边的牙齿向缺牙区倾斜，对颌的牙齿也会伸长，咬东西会变得费劲。此外，数

缺牙后造成牙齿松动、移位

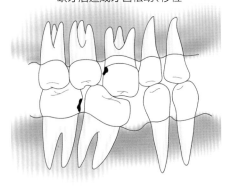

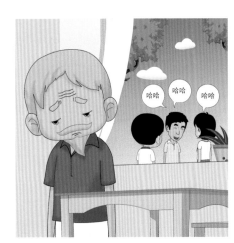

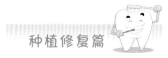

量不足的牙齿要承受过重的咬合力,长此以往牙周就被累及,可能引起牙周发炎。同样,我们的下颌关节也会因咬合关系不好而受到影响,引起病变。

不自信了　上面的各种变化都会让我们失去与别人交流的自信心,有的人甚至不愿出门。

万事俱备才可镶牙

牙齿没了,不美了,很多人都迫切希望赶快镶上一副合适的牙齿,但是不能着急,我们必须把所有可能出现的问题一一解决后才能放心镶牙。因此,建议您镶牙前先找有执业资格的口腔专业的医师进行设计,确定一个双方都满意的方案后再镶牙。

我们需要做的准备工作包括:

检查口腔整体情况　如果有虫牙或牙周发炎,需要尽快补牙或牙周治疗;如果有牙齿很松了,或劈裂了,应考虑拔除;如果有的牙伸长了,则需要适当调磨;如果嘴里有黏膜疾病或者其他影响镶牙的因素,则需要一一解决。

检查是否有旧假牙　很多陈旧的假牙制作粗糙,质量较差,不能发挥作用,还影响其他天然牙的健康,须考虑尽快拆除,重新设计再镶新牙。

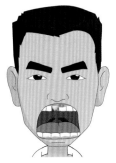

镶牙时机　我们应清楚,并不是拔了牙马上就能镶牙,因为牙床需要休养恢复,一般拔牙后3个月左右,创口完全长好了,牙槽骨也稳定了,这时才能考虑镶牙。

"活牙"长期用,养护是关键

假牙的种类很多,根据能不能摘下来可分为两类,即活动义齿或固定义齿,也就是俗话说的"活牙"与"死牙"。"活牙"适用范围广泛,是最常见的修复缺失牙齿的一种方法,但是"活牙"需要很好的清洁与养护才能长期发挥

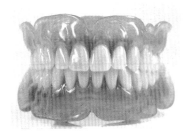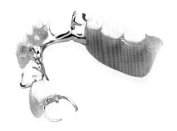

作用。

戴牙时要注意根据医生指导的方法,分清假牙的上下、前后、左右,然后放入嘴里,用手指在假牙或牙托上轻轻加压就能戴好,不可用咬牙的方式固定假牙,否则可因受力不均导致假牙损坏。摘下颌假牙用拇指将钩向上推,摘上颌假牙时用食指或中指将钩向下拉动,即可摘下,不能用猛力推拉,以免造成假牙折断或钩变形。

活动假牙毕竟不是真牙,它的咀嚼功能远不如真牙,初戴前几天应先吃软的、小块的食物,咬食物要慢,用两侧后牙咀嚼食物,锻炼一段时间后再逐渐吃一般的食物。最好不要吃过硬、过黏的食物,比如坚果壳、年糕、口香糖等。

饭后要将假牙取下,用冷水冲洗或用牙刷刷洗后再戴上,以免食物残渣积存,影响口腔健康。最好能每次饭后刷洗,每周至少用假牙清洁片彻底刷洗清洁一次。刷洗时要小心,避免掉在地上摔坏。睡觉时应将假牙取下,清洁后浸泡于冷水中,使牙床得到适当休息。千万不要干放在空气里、放于沸水或酒精等化学药液中,以免假牙变形。

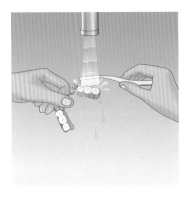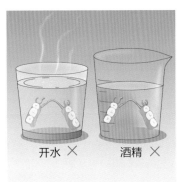

"死牙"的日常维护

固定义齿，也就是老百姓口中的"死牙"，因为使用起来和自己的真牙一样，不需要摘戴，所以许多人就认为，"死牙"是不需要维护及保养的，这种观念是大错特错的、天然牙尚需每天清洁，何况人工制作的"假牙"，制作工艺再精良，也需要好好保养才能延长使用寿命。

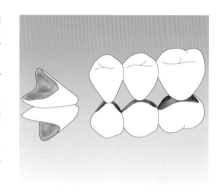

那么，怎样才能正确保养呢？

初戴固定义齿时要尽量吃软食，避免过硬、过黏的食物，慢慢适应后再恢复正常饮食，但应注意始终避免咬硬物，如坚果、酒瓶盖等。使用一段时间后若固定义齿表面有破损或基牙、邻牙松动，一定要及时去医院进行检查。

由于不能自行摘戴，所以固定义齿清洁起来相对困难一些。患者应当加强早、晚刷牙和饭后漱口的力度，最好是每次饭后都认真刷牙，尤其要刷好基牙（固定假牙的牙）和邻牙，还可以借助牙线、间隙刷等，做好口腔清洁。

固定义齿若配戴不合适，出现牙周软组织疼痛、牙龈出血或牙齿酸痛、咀嚼痛时，一定要及时去医院复诊。每隔半年或一年定期到医院做一次全面的

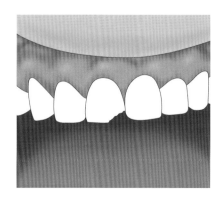

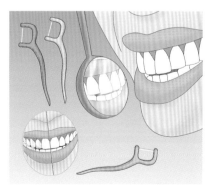

口腔检查,以延长固定义齿的寿命。

种植牙——人类的第三副牙齿

　　种植牙也叫人工种植牙。这里所说的种牙,并不是真的种上一颗或几颗与天然牙一样的牙齿,而是通过口腔医学方法,用和人体骨质相似性高的金属经过精密的设计,制造成与牙根形状相似的圆柱形或其他形状,经过消毒灭菌处理后,用外科小手术的方法,植入到缺牙地方的牙槽骨中,经过3~4个月后,人工牙根就与牙槽骨紧密结合了,再在人工牙根上制作烤瓷牙冠或金属牙冠,同时用专门的装置与人工牙根相连的一种"假牙"修复方法。因为种植牙破坏性小,在功能和美观上几乎与真牙一样,因此被称为"人类的第三副牙齿"。

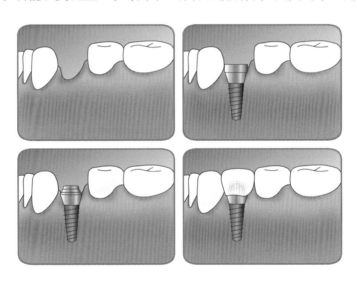

"种牙"好还是"镶牙"好

　　人们失去了自己的天然牙齿后,往往希望"假牙"能像真牙一样既美观又好用。在种植牙没有出现的时候,为了恢复整齐漂亮的牙齿和保证正常的吃饭功能,只有采取固定假牙(固定桥)和活动假牙两种镶牙的方法,不过这两种

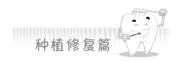

镶牙方法各有各的缺点：

活动假牙是通过金属装置将假牙固定在其他天然牙和黏膜上,使用者可自行摘戴。首先,活动假牙体积较大,使用时总是感觉口腔里有异物,初次戴时可能会有恶心、呕吐、吐字不清等情况。第二,使用活动假牙的人在每次吃饭后都需把假牙取下来清洁,比较麻烦。第三,活动假牙的固位和咀嚼功能较差,所以在日常使用中要特别注意不要吃过硬、过黏的食物。另外,活动假牙由于配有金属装置,有一定颜色,不利于美观。

固定假牙的基本结构与桥梁工程较为相似,利用缺牙间隙一侧或两侧的天然牙作为基牙(桥墩),在上面制作各种牙冠,与所恢复的假牙连成一体(桥体)通过粘接剂将假牙粘固在基牙上,使用者不能自行取下,所以俗称固定假牙。

固定假牙(固定桥)虽然稳固、舒适、美观,可以保证良好的咀嚼功能和发音功能,患者会感到与自己原来的牙齿一样,没有不舒服的感觉,但是,镶固定假牙要求两侧天然牙必须形态正常,牙根稳固,牙周组织良好,所以适用范围较窄。第二,制作固定假牙需要对两侧完好的天然牙进行切磨,对天然牙造成了人为损坏。另外,由于固定假牙不能自行取下,因此不利于口腔清洁。

随着口腔医学的发展,种植牙由于稳固、美观、不损伤邻牙及手术创伤小等优点,日益受到人们的青睐。

由于种植牙的人工牙根植在牙槽骨中,因此种植牙修复后的人工牙齿,可以像自己的天然牙齿一样扎根在口腔中,非常的稳固牢靠。

种植牙没有传统活动假牙的金属装置,所以使用者感觉种植牙和自己的真牙一样,没有异物感。

种植牙是在缺牙处的牙槽骨中植入人工牙根,不会碰到和损伤邻牙,避免了传统固定假牙需要切磨邻牙的苦恼。

种植牙是仿天然牙,所以清洁种植牙和清洁天然牙一样,同时与邻牙间保留有自然间隙,更有利于口腔清洁卫生,减少牙周疾病。

很多人以为种植牙是一个大手术,其实种植牙的手术很小,只需在局部麻醉下即可完成,术后就能吃东西,也不用住院。

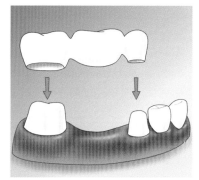

如何种植牙

首先,在种植之前需要对患者进行身体状况的检查,以确认患者的身体条件是否可以满足种植手术的需要。包括:患者口腔 X 线片检查来确认患者的牙槽骨情况;身体骨密度的测量;血压、血糖以及身体其他方面的检查。

其次,进行种植牙手术。

在局部麻醉下,在缺牙部位做个小切口,用种植机在牙槽骨上制成孔洞,将人工牙根植入。如果人工牙根稳定,可直接将种植牙根暴露在口腔环境中,3~4 个月后,便可以咬牙印镶牙了。

如果人工牙根不是很稳定,就会将其包埋在牙龈里 3~4 个月,待人工牙根与自身牙槽骨完全结合后,进行第二次局麻手术,在人工牙根相对应的牙龈上切一个小口,安装牙龈基台,即将人工牙根穿出牙龈。在第二次手术后 1 个月左右,就可修复咬牙印,制作烤瓷冠或金属全冠。

最后,按照医生的要求,定期复查。

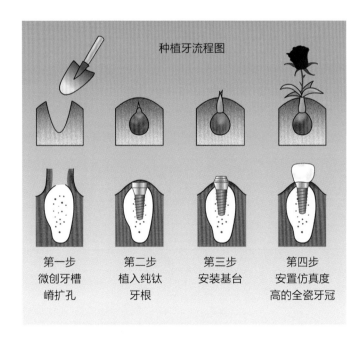

种植牙流程图

第一步
微创牙槽嵴扩孔

第二步
植入纯钛牙根

第三步
安装基台

第四步
安置仿真度高的全瓷牙冠

种植牙能用一辈子吗

　　种植牙的使用寿命与自身口腔条件、种植医生的临床经验以及对种植牙的维护、清洁有密不可分的关系：如果使用者自身牙槽骨骨量的高度和厚度充足，骨密度适宜，牙龈条件好，术后没有出现持续性感染及其他异常情况，那么使用寿命就长，相反则会影响种植牙的使用寿命。

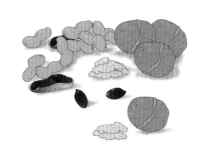

　　另外，种植外科手术和修复手术的精度要求高，医生需要经过专门的学习和培训，才能完成种植牙的每一个步骤，保证种植牙的长期效果。

　　种植义齿应保证清洁并定期到医院复查，以避免人工牙根周围组织的感染，保证种植牙的长期使用。

　　种植牙齿后平时应多注意口腔卫生，选择刷毛柔软、末端圆头的牙刷，及时的漱口、刷牙，清除口腔内的软垢，在刷种植牙时，动作应轻柔，避免损伤种植牙周围的软组织。

　　每次吃完食物后，及时用牙线清除种植牙周围的食物残渣，防止牙结石的形成。

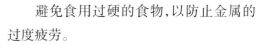

　　避免食用过硬的食物，以防止金属的过度疲劳。

　　尽量少食含碘、含酸的食物，以防止对种植牙金属表面造成腐蚀。

图书在版编目（CIP）数据

健康从牙开始. 口腔护理常识篇 / 胡菁颖, 严红主编. —北京：
人民卫生出版社，2016

ISBN 978-7-117-23718-5

Ⅰ.①健… Ⅱ.①胡… ②严… Ⅲ.①口腔 - 保健 - 基本知识
②口腔 - 护理 - 基本知识 Ⅳ.①R78 ②R473.78

中国版本图书馆 CIP 数据核字（2016）第 277657 号

人卫智网	www.ipmph.com	医学教育、学术、考试、健康，购书智慧智能综合服务平台
人卫官网	www.pmph.com	人卫官方资讯发布平台

健康从牙开始
——口腔护理常识篇

主　　编：胡菁颖　严　红
出版发行：人民卫生出版社（中继线 010-59780011）
地　　址：北京市朝阳区潘家园南里 19 号
邮　　编：100021
E - mail：pmph @ pmph.com
购书热线：010-59787592　010-59787584　010-65264830
印　　刷：北京盛通印刷股份有限公司
经　　销：新华书店
开　　本：710×1000　1/16　印张：7
字　　数：111 千字
版　　次：2016 年 12 月第 1 版　2017 年 8 月第 1 版第 2 次印刷
标准书号：ISBN 978-7-117-23718-5/R·23719
定　　价：48.00 元

打击盗版举报电话：**010-59787491　E-mail：WQ @ pmph.com**
（凡属印装质量问题请与本社市场营销中心联系退换）

52检